医院那些事

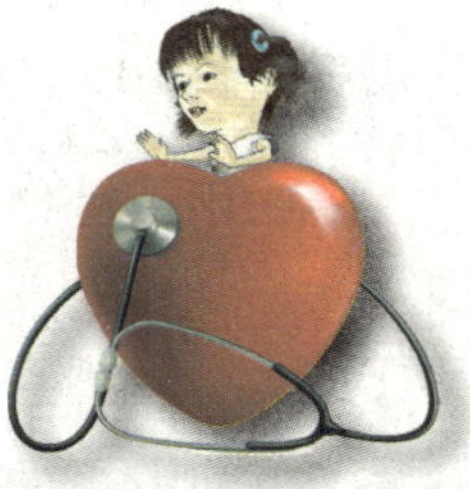

揭开身边的科学奥秘

滕宏飞 著

甘肃少年儿童出版社

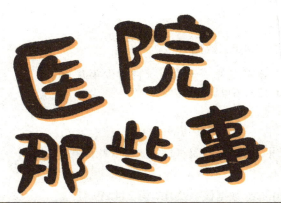

图书在版编目（CIP）数据

医院那些事 / 滕宏飞著. -- 兰州：甘肃少年儿童出版社，2015.11（2021.6重印）
（科学24科普文丛）
ISBN 978-7-5422-3680-7

Ⅰ. ①医…　Ⅱ. ①滕…　Ⅲ. ①医学—少儿读物 Ⅳ. ①R-49

中国版本图书馆CIP数据核字(2015)第244259号

医 院 那 些 事

滕宏飞 著

项目策划：王光辉　朱满良
项目执行：朱富明　段山英
责任编辑：杨万玉
助理编辑：李　璇
装帧设计：钱　黎
漫画插画：陈健翔
书稿统筹：一路春心蹉跎
出版发行：甘肃少年儿童出版社
（兰州市读者大道568号）
印　　刷：三河市南阳印刷有限公司
开　　本：880毫米×1360毫米 1/32
印　　张：4.5
字　　数：144千
版　　次：2016年5月第1版　　2021年6月第2次印刷
书　　号：ISBN 978-7-5422-3680-7
定　　价：28.00元

目　录

一、医院和医生的历史 / 001

长久以来，不要说小朋友，即使对大人来说，医院也是神秘的：里面的那群穿着白大褂的人，操弄着各种神秘的仪器，写着神秘的让我们看不懂的文字，问我们一些奇怪的问题……

二、医院和医生的现在 / 027

医院、医生、疾病和治病的过程会让我们觉得神秘，随着时代的不断进步，科技发展的日新月异，我们可以在网络上自由查找一切难题……好吧，和医院有关的那些事还是那么神秘……

三、身体和疾病 / 057

我们只要吃五谷杂粮，就会得各种各样的疾病。其实，生病并不可怕，可怕的是我们对生病的无知——因为无知，有时我们就会过度恐惧，反而加重了疾病。还是因为无知，有时候我们会对生病满不在乎，最后，疾病到了无法医治的程度……

一、医院和医生的历史

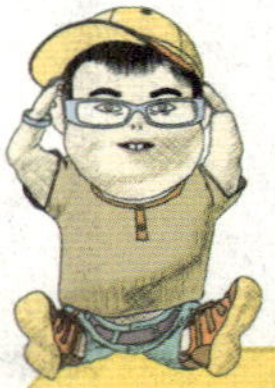

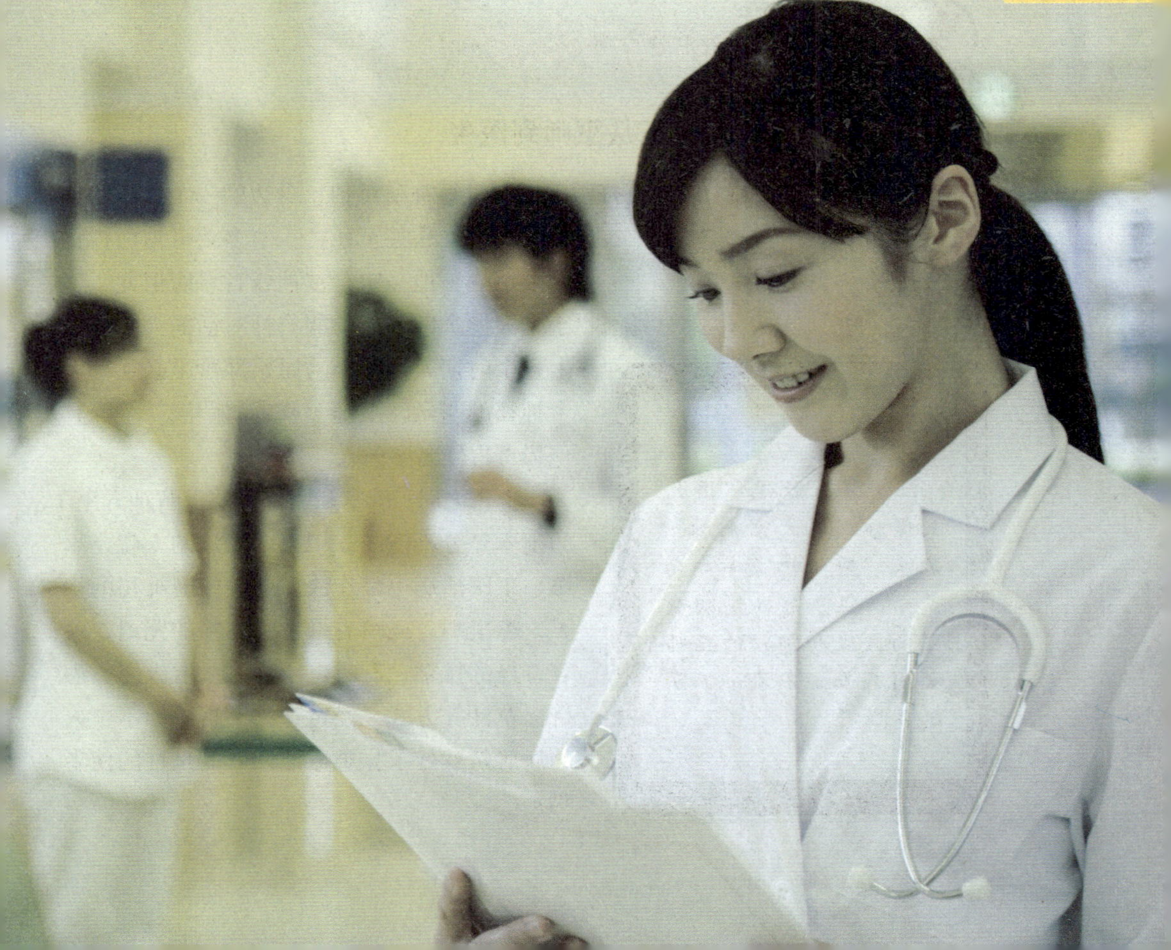

长久以来，不要说小朋友，即使对大人来说，医院也是神秘的：里面的那群穿着白大褂的人，操弄着各种神秘的仪器，写着神秘的让我们看不懂的文字，问我们一些奇怪的问题……

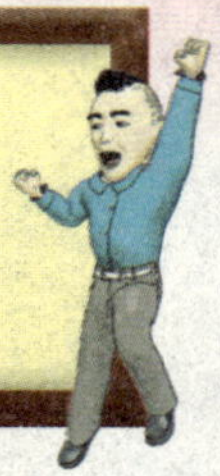

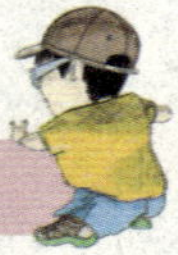

插问 “毉”——你认识这个字吗？

从巫师到医生

远古时代，我们的祖先们，连打雷闪电都觉得神秘可怕，身边的一个健壮的伙伴突然会生病甚至死亡——多么可怕而神秘的事情啊！他一定是被神或者恶魔诅咒了，于是只能求助万能的能与神对话的人。地球上各个时期大大小小的原始部落里必须都有个神秘的叫做“巫师”或者“萨满”等等其他稀奇古怪名字的人。

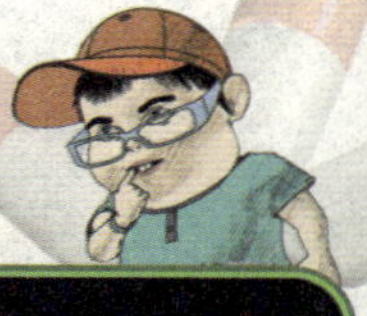

小贴士

“毉”就是“医”的繁体字。大家来看，原来“毉”的下半部分是个“巫”字，说明最早的医生和神秘的巫师之间有着说不清道不明的关系。

上古之时，医术和驱邪破邪（装神弄鬼）的巫术是分不清的。用巫术治病的人就是巫医，巫医治病也是作法：他们穿着神秘的袍子，嘴里唱着或喊着谁也听不懂的咒语，跳着奇怪的舞蹈，有时也给病人采取火烤、灌奇怪草汁等方式，经过这么一折腾，不少人的病居然就好了！难道他们真的是神的使者吗？

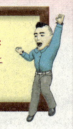

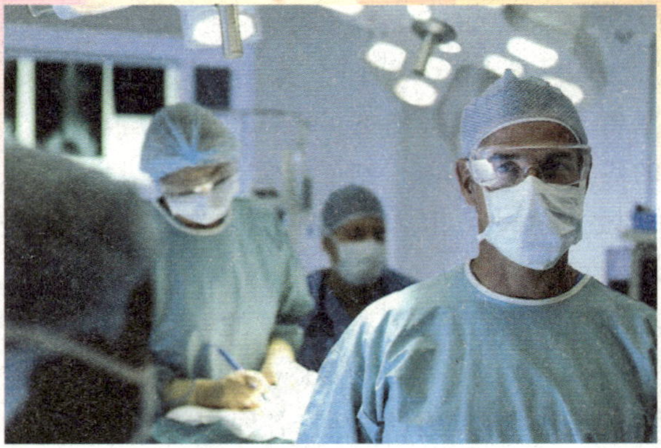

医生是个令人感到神秘的职业

其实现在看来一点也不奇怪，因为很多疾病自己慢慢会好的，还有些疾病——比如感冒发烧，被这么强烈的心理暗示以后再折腾一身大汗也好了，当然真正的重病这样肯定是治不好的。

后来，人们慢慢掌握了一些疾病、治病的规律，于是逐渐出现了真正能治病救人的医生。但直到今天，在现代医学如此发达的西方，医生也不能取代宗教的作用，当医生对疾病也束手无策的时候，牧师出现了，他们会在祈祷中陪着病人安然走过最后的时光。疾病与治病——神秘元素经久不衰。

中国古代的医院

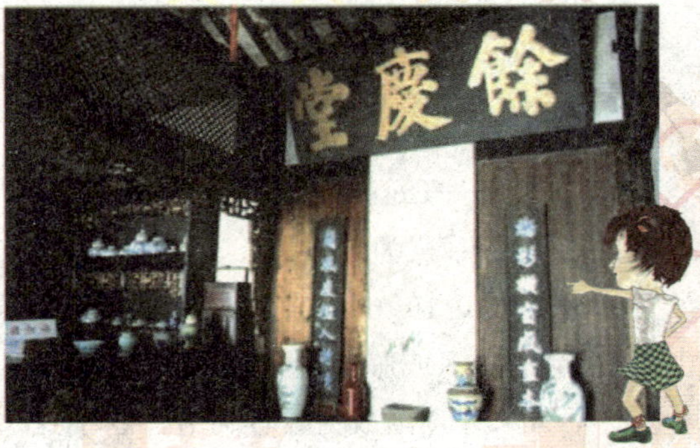

这是我们现在能看到的古代医馆大致的模样

我国是世界上最早设置医院的国家——好吧，中国人只要谈到历史，我们总是冠军。但这一次我们真的是冠军，因为上千年以前我们就有了正规的公立医院。虽然中国古代的医院和我们今天想象的医院不太一样，但政府提供了一个固定的场所，里面有医生、有药房，有人来看病，那么这不是医院是什么？

据说——谈历史我们一般都只能用据说——远在西汉年间，黄河一带“瘟疫”流行，过去只要一发大水就必然伴随着各种“瘟疫”（传染病）的流行。皇帝一看，这可不行，就在各地设置医治场所，配备医生、药物，免费给百姓治病。看来最早的的医院主要是为了控制传染病的大爆发而设立的。北魏孝文帝在洛阳设“别坊”，隋代有“病人坊”，唐代国家有钱了，医院就更多了，那时的主要国际化大都市长安、洛阳等地到处可见“患坊”，看这些名字就知道是干嘛的了，另外古代还有“悲日院”“将理院”等机构，收容贫穷的残疾人和乞丐等。到了宋朝、明朝，医院设置开始有体系了，当时，官方办的医院叫做“安济坊”，私人办的有“养济院”“寿安院”，慈善机构办的“慈幼局”，分门别类招收和诊疗病人。

中国第一家官办的药店是大名鼎鼎的改革家王安石批准创建的。当时，王安石变法面临失败，爱子英年早逝，自己也久病缠身，辞职前最后一次利用职权开了一家“太医局熟药所”，也叫“买药所”，就是边研制边批量生产各种丸、散、膏、丹，由国家专利出售，不许个人或其他部门私自制作，在发生水旱灾或者“瘟疫”爆发时，给百姓发放药剂。

至于私立医院——医馆的历史，那就更早了，早到无法考证，也许，最早的私立医院就是医生的家。

西方医院的历史

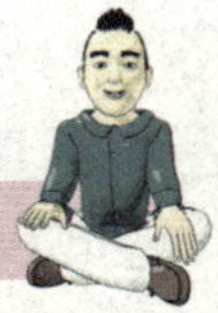

插问 为什么欧洲早期的医院与教会有着重要关系呢？

医院——Hospital——这个词的拉丁文原意为“客人”，因为一开始设立 Hospital 时，是一处招待人休闲或临时避难的场所，后来，才逐渐成为收容和治疗病人的专门机构。

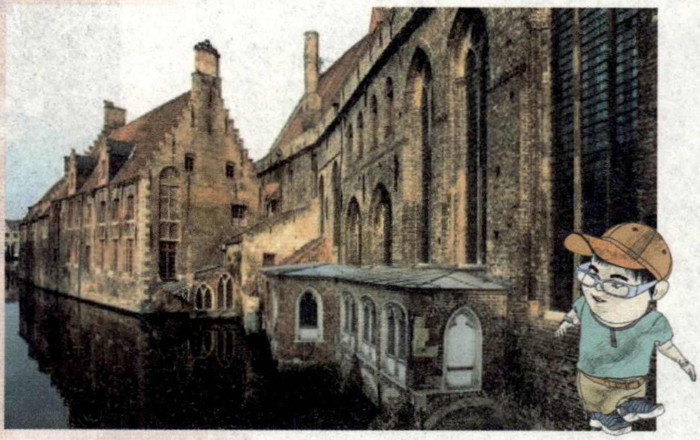

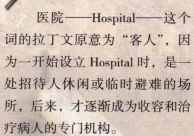

圣约翰教会医院。曾经是 12 世纪的教会医院

欧洲最早的医院是基督教教会建于罗马的医疗所，比我们晚了 500 多年，法国的里昂和巴

黎两地分别于公元 6 世纪和 8 世纪建立医院，英国伦敦是公元 7 世纪——不要以为伦敦、巴黎是什么大都市，那时这些欧洲城市在规模、人口上差不多也就相当于中国一个大点的县城吧，至于管理和卫生状况和我们更没法比。没办法，那时是“黑暗的欧洲中世纪”呢，我国的唐朝、宋朝，那可是比现在美国在世界上的地位高多了，我们有非常系统的教育体系和政府管理体系，所以我们有系统的公办医院。古代欧洲稍微文明一点的地方，除了皇宫也就是教堂了。

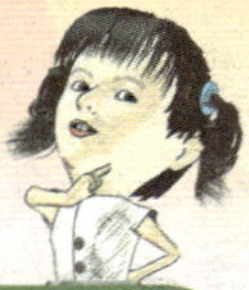

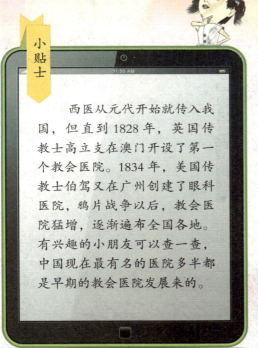

小贴士

西医从元代开始就传入我国，但直到 1828 年，英国传教士高立支在澳门开设了第一个教会医院。1834 年，美国传教士伯驾又在广州创建了眼科医院，鸦片战争以后，教会医院猛增，逐渐遍布全国各地。有兴趣的小朋友可以查一查，中国现在最有名的医院多半都是早期的教会医院发展来的。

大家想想宗教为什么很快能招来那么多信徒，只是因为老百姓都很愚昧吗？告诉你们，西方宗教在传播过程中很多传教士是先看病再布道的，医生 + 神的作用当然很受老百姓欢迎啦。信徒多了，教会就更加有钱、有权、有知识了。教会有权啊——不听话的叫“异端”，中世纪的教会可是烧死过不少人的。教会有钱——信徒们会捐钱。教会有知识——除了贵族、皇宫之外，只有教堂里才有大量的书可以读，修道士也有大量的时间可以去读书，这个和我国的寺庙也很类似。所以西方最早的医院绝大多数都是教会出资创建的。直到 18 世纪末的资产阶级革命时期，随着一系列自然科学的新发现，医院组织才从宗教中慢慢脱离，逐渐往科学化方面发展。

医院的今天和未来

现在全世界的多数医院虽然有着各种各样的分类、分级，但乍一看也都差不多，

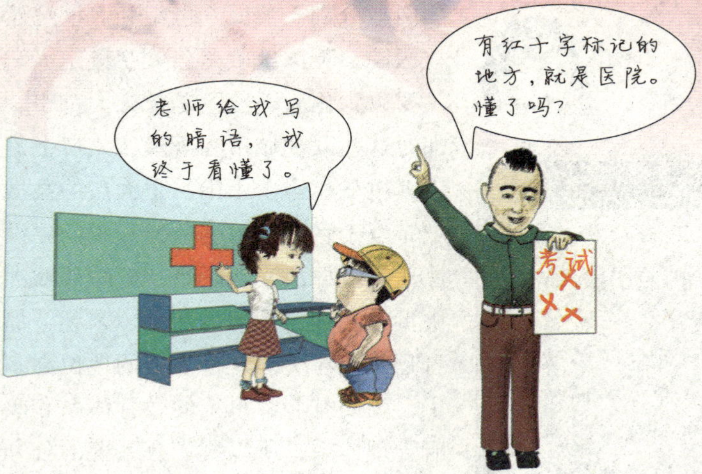
老师给我写的暗语，我终于看懂了。
有红十字标记的地方，就是医院。懂了吗？
考试

比如很多医院有着明显的红十字标记，医院的房子和别的建筑就是有点不一样，都会有门诊和住院部啊，分内科、外科、妇产科、儿科啊，各种各样的穿着白大衣的医生出现在医院的各个地方。病房多数也是相似的模样，根据不同的病情分类，比如骨科病房，总是一大群躺在那里不能动的病人，比如产科，那如果不是“大肚皮”就是刚生完宝宝的妇女了。

白大衣、听诊器，手术刀、注射器，医生查房、护士输液，迷宫一样的门诊，永远分不清的各种各样的检查部门……现代医院的雏形从150年前就基本如此，时代在快速变化，很多行业已经完全消失或者和20年前完全不同，但医院的基本特点仍然保持着。

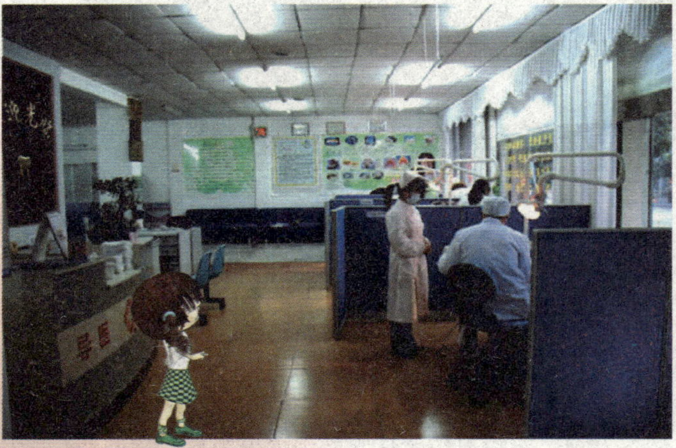
医院一角

但是科技带来的变化无时无刻不在影响着医院，比如最让人害怕的“开刀”，现在很多手术都已经不用刀了，用机器钻个小孔就可以在肚皮里做手术了，未来也许连钻个小洞都不需要了。比如利用先进的质子重离子技术，可以让病人在毫无感觉的情况下杀死肿瘤。比如，随着网络技术的不断发展，至少在医院里不用排那么长的队了。在不久的将来，也许就是你们长大做医生的时候，你的病人不用出现在医院里，在家里或者办公室里就可以看病和接受治疗了。或者等你们老了的时候，到 80 或者 90 岁的时候，可以把老化的身体换换零件，就和年轻人一样充满活力了，说不定还会出现 100 岁的运动员呢。

红十字是医院的标志吗

1859 年，一位名为亨利 · 杜南的瑞士商人目睹了奥地利—撒丁交战的索尔弗利诺战役的惨况，仅仅一天时间，竟有 4 万名交战双方的战士在战场上战死或受伤。其实过去战场上伤员的数量远远超过直接阵亡的战士的数量，如果不及时治疗，多数伤员会在痛苦中死去。在亨利·杜南的呼吁下，一位叫阿皮亚的瑞士医生在 1863 年最先提出来红十字标志，他建议用“白底红十字”的臂章作为伤兵救护团体志愿人员的识别标志，从此，战场上的救护人员不用顶着子弹和炮火，冒着生命危险运送伤员了。后来日内瓦公约明文指出红十字标志的意义，大家可以看看瑞士国旗，和红十字标志多么相像，其实红十字标志就是为了纪念瑞士在这方面的贡献而产生的，从此，白底红十字旗帜逐渐飘扬到世界各个角落。

红十字标志是红十字运动的象征，体现着人道与同情，和医院的宗旨几乎一样。但红十字并不是医院的特有标记，更不是所有的医院都可以拿红十字做标记的。它是国际人道主义保护标志，是武装力量医

小贴士

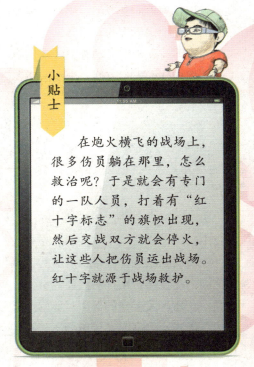

在炮火横飞的战场上，很多伤员躺在那里，怎么救治呢？于是就会有专门的一队人员，打着有“红十字标志”的旗帜出现，然后交战双方就会停火，让这些人把伤员运出战场。红十字就源于战场救护。

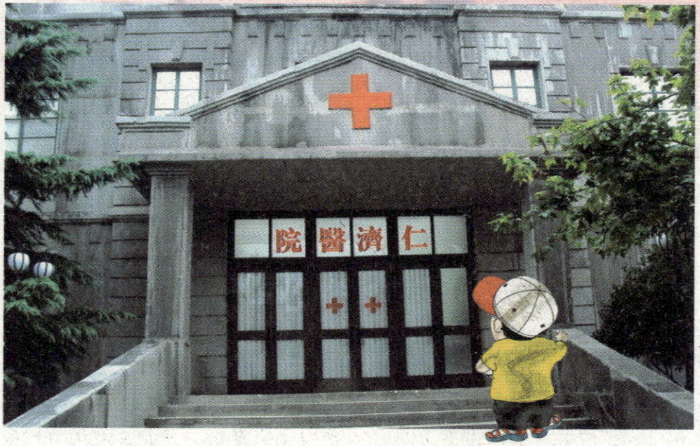

医院里的红十字标志

疗机构的特定标志——记住哦，和战争有关。人们看到红十字，就想到人道主义，也想到红十字运动发源地瑞士。

由于宗教信仰的原因，各国标志还不太一样。世界大多数国家使用“白底红十字”，一些阿拉伯和伊斯兰国家却使用“白底红新月”做标志，以色列等对基督教、伊斯兰教都抵制的国家使用“红水晶”做标志。

所以红十字标志的真正含义是：

1. 表明与红十字运动有关的人或物。

2. 保护性标志：表明一个受国际人道法保护，不应受到攻击的人或物。

蛇和医院是亲戚吗

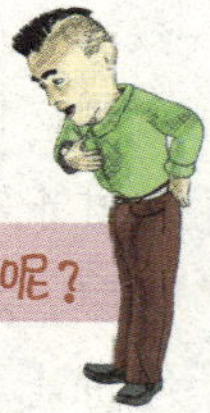

插问 蛇是一种可怕的动物。但为什么蛇和医院有着特殊的联系呢？

医学的标志和徽记居然是“蛇绕拐杖”，人们称之为“蛇徽”。哇塞，医院你不神秘不行吗？

蛇徽由来已久，古希腊著名的《荷马史诗》中有一个伟大的民间医生——阿斯扣雷波，据说他是医神阿波罗，没错，太阳神估计是他兼职——的儿子。阿斯扣雷波是一个庄严又慈祥的医生，他的经典形象就是手持一根盘绕着灵蛇的神杖，云游四方，因为医术高明又乐于助人，特别受人拥戴。后世出于对神医和灵蛇的崇敬，也为了纪念阿斯扣雷波，就用“蛇绕拐杖”作为医学标记，其中的神杖表示云游四方，为人治病之意，灵蛇则代表健康长寿，这就是蛇徽的来历。其实早在几千年或者更早之前，人类就知道了毒蛇的药用价值，并有目的地收集蛇的毒液，提炼成药，用于治病救人——估计那时害死的人不比救活的人少。我们在不少古罗马艺术家的作品中，看到健康之神手拿杯子喂蛇的画面，可见很久以前蛇已经与医药结下了不解之缘。

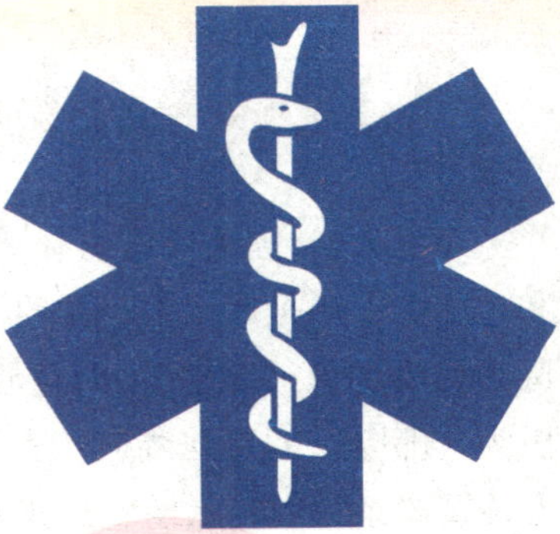

蛇徽

希腊是蛇徽的发源地，后来越来越多的国家乃至联合国世界卫生组织都用蛇徽作为自己的医学标志。今天，蛇在西方基本成了医务工作者的通用标记。所以你要看见一个徽章上有蛇，多数与医院或者医学院有关，上海著名的“银蛇奖”就是医生们非常看重的奖项。

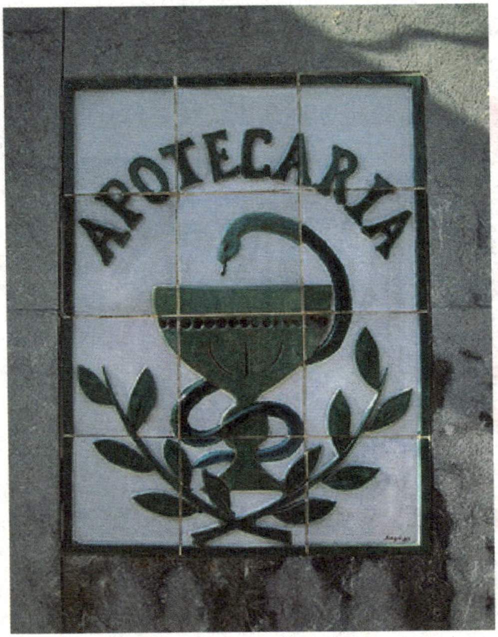

欧洲药店标志

走在欧洲的街头，我们还会经常见到一个奇特的标记：一条蛇缠绕在一只高脚杯上，与“蛇绕拐杖”有点像，这是药店的标志。高脚杯替代拐杖，估计是代表收集蛇毒的工具，而药店一般是开在那里等人上门的，不用像医生一样拿着拐杖到处跑，这也从一个侧面说明了“医”和“药”的相似与不同。

大夫、郎中、理发师

对医生的称呼有很多，最常见的是叫“大夫”或“郎中”。其实，大夫和郎中都是古代官名，大夫的级别相对高一些，郎中的官也不小。由于古代官老爷的社会地位最高，人民处于对医生的尊敬，就尊称医生为“大夫”。但为了区别于官名，医生这个“大夫”的“大”读“dài”，真正做官的“大夫”的“大”读“dà”。

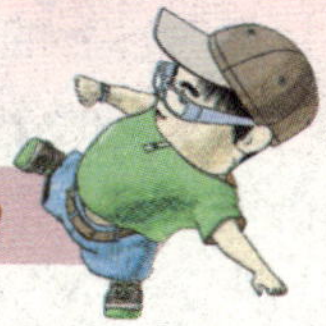

插问 医生和理发师究竟有些啥关系呢？

到了宋朝，因为医官中有“郎中”一职，所以社会上以此称呼医生。但“大夫”和“郎中”还是有点不一样的，北方广大地区一般都把医生称为“大夫”，南方地区却始终称为“郎中”；而且北方是不管中医西医，都叫“大夫”，南方则特指中医为“郎中”，对西医才叫“大夫”。走街串巷、摇着铃铛、手里举着个“祖传名医、专治疑难杂症”什么的就是我们俗称的“江湖郎中”，里面也许有一些真才实学的人，但也有不少纯属骗子，可见“郎中”的形象还是不如“大夫”正面。

大约从唐代开始，国家有专门的场所开始培训医学知识，那些学生称为“医生”，“医生”最早其实是“医学生”。所以古代医生和现在的医生意思还是不大一样的，直到近代，特别是西医逐渐流行以后，医生才逐渐成了统一称呼。

那理发师和医生有什么关系呢？理发店其实也有自己独特的全世界统一的标识：红、白、蓝三色不停旋转的一个长圆筒。据说，红色代表动脉、蓝色代表静脉、白色代表绷带。哈哈，怎么像是医生说的话啊，不错，在近代医学发展之前，不论中国还是外国，理发师往往兼做外科医生，他们也能够治一些脱臼、跌打损伤之类的外科病，会做一些切除脓肿、疖疮、鸡眼什么的手术，理发界可是把自己看成是外科医生的起源，所以才有这样的标志。

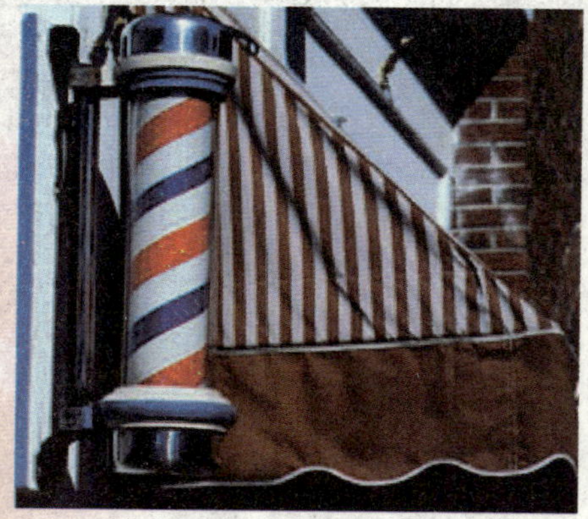

理发店的旋转灯箱

希波克拉底誓言

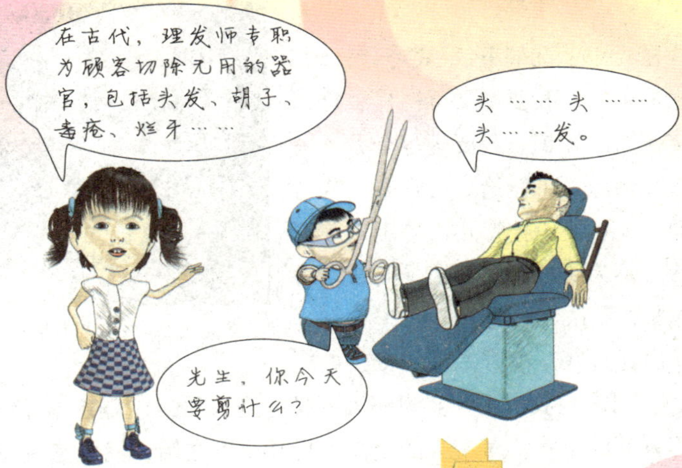
在古代，理发师专职为顾客切除无用的器官，包括头发、胡子、毒疮、烂牙……
先生，你今天要剪什么？
头……头……头……发。

只要是医生，没有不知道这个神奇的希波克拉底誓言，换句话说，如果哪个医生连希波克拉底誓言都不知道，他基本可以确定是个骗子了。

希波克拉底是古希腊的一位名医，属于医术和医德都很高的那种，生活在2400年以前——相当于我们的孔子时代。

“希波克拉底誓言”是希波克拉底向医学界发出的行业道德倡仪书，是所有从医人员入学第一课就要学的，而且要求正式宣誓。内容不算太长也不算太短，虽然里面的有些内容现在已经不太实用了，但是这个誓言永远有着高度的象征意义，无论何时何地，当医生们举着右手、神圣的宣读它的时候，就会有一种特殊的精神力量鼓舞并提醒医生们勿

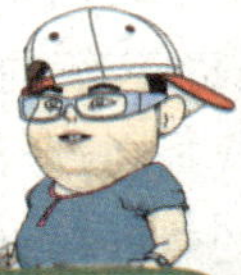

小贴士

希波克拉底生于小亚细亚科斯岛上的一个医生世家。

他个子不高。青年时漫游希腊、黑海沿岸、北非等地行医。他受著名学者毕达哥拉斯、阿尔克迈恩、恩培多克等的影响较大，因此接受了他们的有关自然哲学学说，并融入医学。他在科斯的学校教了很多年的书，公元前377年，他已八十多岁高龄，老死于帖撒利。

人们对他既崇拜又敬畏，追随他的医生前赴后继，形成了一个庞大的“希波克拉底学派”。

忘自己神圣的使命。

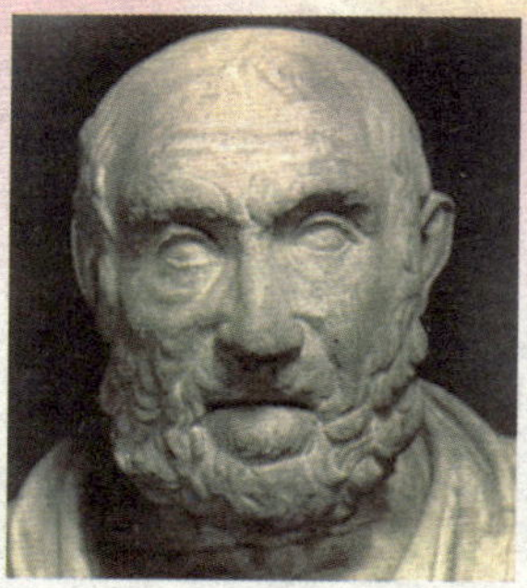
“医学之父”希波克拉底

“希波克拉底誓言”大概意思节选如下：我要遵守誓约，矢志不渝。对传授我医术的老师，我要像父母一样敬重，对我的学生，我要悉心传授医学知识。我要竭尽全力，采取我认为有利于病人的医疗措施，不能给病人带来痛苦与危害。我不把毒药给任何人，也决不授意别人使用它。我要清清白白地行医和生活，不为所欲为，不接受贿赂。对看到或听到不应外传的隐私，我决不泄露。

近代非常著名的“日内瓦宣言”被看做是“希波克拉底誓言”的现代版，大致意思如下：我决不让我对病人的义务受到种族、宗教、国籍、政党和政治或社会地位等方面的干扰。对于人的生命，自其孕育之始，就保持最高的尊重。即使在威胁之下，我也决不用我的知识做逆于人道法规的事情。

医生，超越种族、国籍、政治的存在，因此理应受到全社会的尊重。而背弃了这些誓言的医生，比如臭名昭著的拿活人做试验、研制细菌武器的日本“731”部队里的军医，即使医术再高，也必将被全人类所唾弃！

看病还是看相

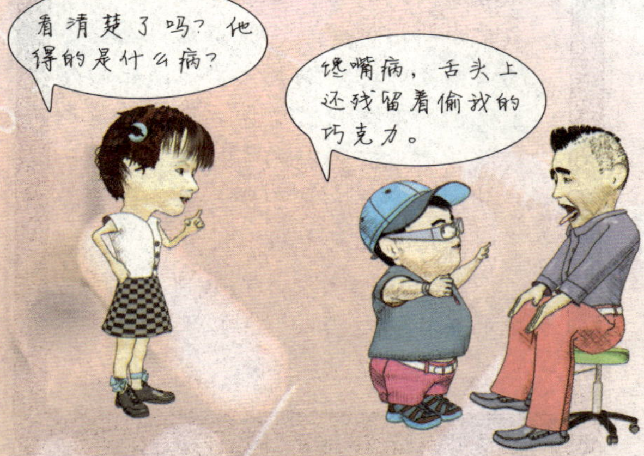
看清楚了吗？他得的是什么病？
馋嘴病，舌头上还残留着偷我的巧克力。

“扁鹊”是个奇怪的名字，其实这只是个绰号，古代用“灵雀报喜”来表扬那些给人带来福音的医生，我们通常说的扁鹊是指两千多年前春秋时期的一位名医，他在我国传统医学——中医里的历史地位是非常高的，被看作是开山鼻祖。

扁鹊姓秦，名越人，河北

任丘人。传说中医望、闻、问、切的诊断方法就是扁鹊创立的，一举奠定了几千年的中医诊断方法：望诊（看神情、脸色、舌苔等）、闻诊（听声音、闻味道等）、问诊（问不舒服的具体情况）和切诊（神奇的搭脉搏）。其实中医那么复杂的理论和实践经验总结不可能是扁鹊一个人能做出来的，他应该是汇集了前人的经验加以总结、归纳、创新、推广。

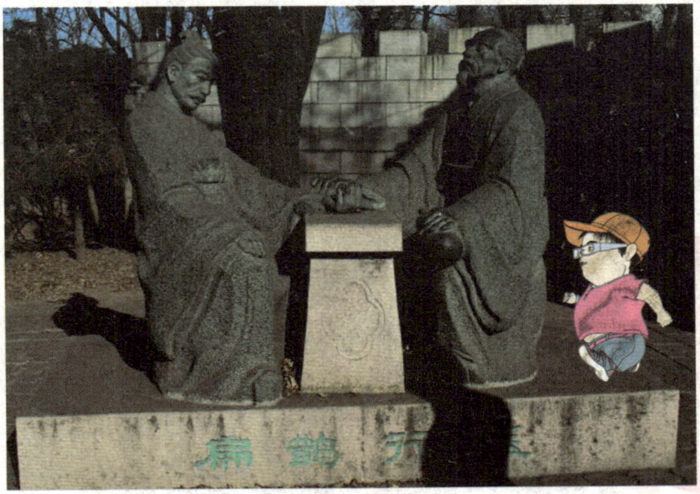

现代雕塑“扁鹊行医”

扁鹊最牛的传说是把一个已经宣布死亡的虢国太子给救活了，但流传最广泛的故事是收入中学课本里“扁鹊见蔡桓公”的故事，就是每次扁鹊都及时的指出蔡桓公的疾病和治疗办法，蔡桓公就是不信，等到最后发现扁鹊说得都对，让扁鹊来治病的时候,疾病已经“深入膏肓”无法医治了。这个故事不仅仅是告诉我们当官的人比较难伺候，更重要的是告诫后人在医生面前不要装大尾巴狼，在看病方面医生肯定比你懂得多，即便医生会犯错也比你强。信任医生、配合治疗是我们战胜疾病的重要法宝。

扁鹊的很多故事充分体现了扁鹊在“望诊”方面的厉害，估计比现代的CT机还厉害。后来攻击中医不科学的人就传说扁鹊其实是因为有一双透视眼，可以直接看到病人的内脏，而不是“望诊”有用。

其实“望诊”和看相不一样，科学上早已证明很多疾病的外在表现是有特征性的，所以现代医学四诊“视触叩听”排第一的就是“视诊”，现在大家知道为什么我们把去医院叫“看病”了吧，原来病是可以被“看”出来的，这比“看医生”的说法可是传统和有道理多了。

成为医圣的高级官员

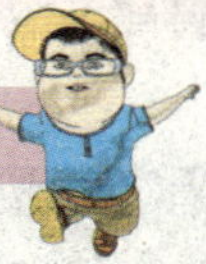

插问 中国古代究竟还有哪些名医呢？

古代名医那么多，能叫“医圣”的只有一个——东汉名医张仲景。

张仲景为后世留下了著名的《伤寒杂病论》，是中医史上第一部从发病原理、治疗方法、药物处方都详细叙述的经典书籍，他所说的“伤寒”是一切热病的总名称，其实指的是各类传染病。所以张大医圣其实是内科学和传染病学的鼻祖。

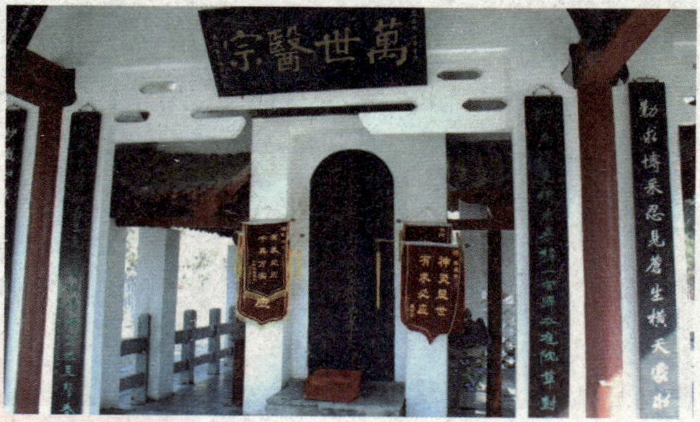

张仲景墓碑

大家都知道，古时候缺医少药，生病基本靠自己硬扛，所以最怕的就是传染病流行——那时都叫“瘟疫”。张仲景生活在动乱的东汉末年，到处战火纷飞，人民为躲避战争而四处漂泊，农田也没人种了，吃不饱还到处跑，传染病肯定会爆发，张仲景的家族也不例外，死了不少人，这些惨景不断刺激张仲景努力学习医学，最终确立了“辨证论治”原则——直到今天，仍然是医生看病的基本原则之一。

当然张仲景之所以能做出巨大贡献是有条件的，其实他的第一职业是官员——长沙太守，相当于今天湖南省省长。官员的身份给他提供了足够的条件，让他可以更好的发挥自己的医术，为百姓解除病痛。

在那个时代，做官的是不能随便到老百姓家里的，可是看病又不能不接触老百姓，于是张仲景就想了一个办法，每月初一和十五两天，开放衙门只是为了看病。这是很好的事情啊，老百姓立即都成了张太守的粉丝，每逢农历初一和十五的日子，衙门前聚满了来自各方求医看病的群众。后来人们就把坐在药铺里给人看病的医生，通称为“坐堂医生”，用来纪念张仲景。

想劈开曹操脑袋的医生

听说过古代这位医界大牛吗？如果你连这个名字都没听过，那你简直是弱爆了。告诉你，千年以来，所有感谢医生的锦旗、牌匾至少有一半写的是“华佗再世”，当然，如果华佗真的重生，估计早就被那些举着他牌子的游方郎中、无证游医、江湖骗子给气死了。

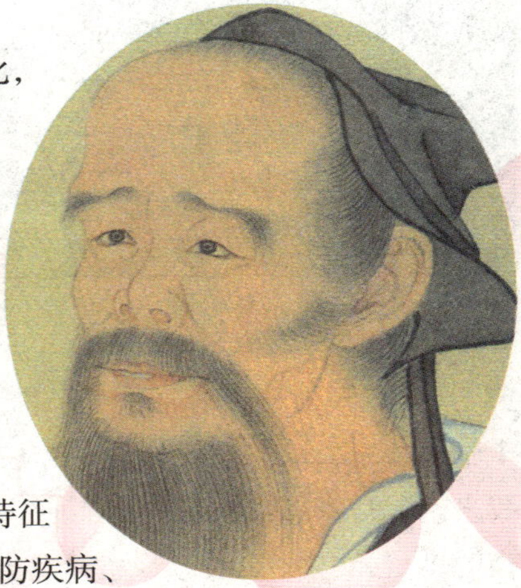
华佗

华佗（约公元 145 年—公元 208 年），字元化，一名旉，沛国谯县人，东汉末年著名的医学家。

华佗与董奉、张仲景并称为“建安三神医”。少时曾在外游学，行医足迹遍及安徽、河南、山东、江苏等地，钻研医术而不求仕途。他医术全面，尤其擅长外科，精于手术。并精通内、妇、儿、针灸各科。据说晚年因遭曹操怀疑，下狱被拷问致死。

华佗模仿虎、鹿、熊、猿、鸟五种动物的特征创建了“五禽戏”，每天坚持做，可以血脉通畅、预防疾病、延年益寿，与后世的太极拳道理相似。他首创用全身麻醉法施行外科手术，被后世尊之为“外科鼻祖”。据史书记载，他让患者喝下麻药后患者会失去知觉，然后他可以从容“剖开腹腔、割除溃疡、洗涤腐秽，用桑皮线缝合，涂上神膏，四五日除痛，一月间康复”，天哪，信息量太大了；他发明的“麻沸散”，开创了世界医学史上使用麻醉药物的先例，比欧美同行的记录早了1600多年；他会做“阑尾切除”等开腹手术；他已经用上了腹腔冲洗、缝合等等现代医疗技术……可惜，本来应该快速发展的医学技术自华佗以后几乎停滞了 1000 多年，是因为曹操害死了华佗才导致外科学、麻醉学的失传吗？

《三国演义》中说曹操得了“头风症”，华佗看了以后认为是因中风引起的，病根在脑袋中，需要先饮“麻沸散”，然后用利斧砍开脑袋，取出“风涎”，才可能去掉病根。多疑的曹操以为华佗是要借机杀他，为关羽报仇，于是将华佗给杀了。但《三国演义》是小说，不是历史，这样的故事只是为了塑造大奸臣曹操用的。

“刮骨疗毒”不是真的

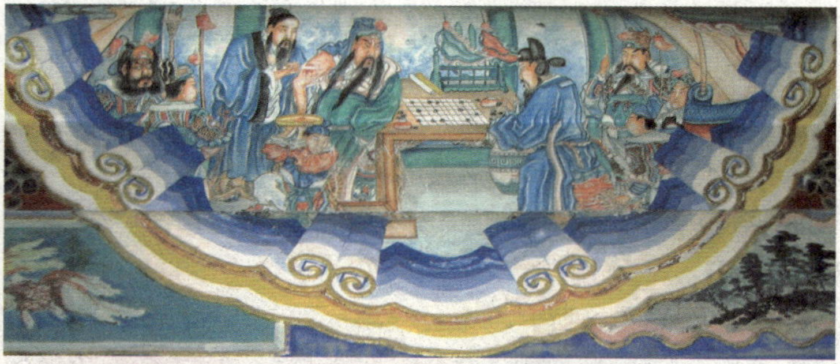
颐和园长廊上画着“刮骨疗毒”的故事

传说三国时代著名武将关羽在一次战斗中被敌人的箭射中胳膊，后来伤口虽然长好了，但是阴天下雨胳膊还是疼痛。医生（有人说是华佗）听说了，赶过来对关羽说：“因为箭头有毒，毒已深入骨头里，要剖开手臂，刮骨头除去毒素，这个隐患才可以除去。我来立一个柱子，上面弄一个铜环，你把胳膊伸进去套紧，我来刮骨疗毒。”关羽呢，可不是一般的牛人，那是后世人称“武圣”的超级神人，当时就说不用那么费事，直接伸出手臂让医生剖开它。医生把他手臂里刮的鲜血淋漓，但是关羽却下棋喝酒，谈笑如常。后来胳膊果然不再痛了。

小朋友看了肯定会有疑问：中了毒箭刮骨治疗有用吗？那种痛能忍得住吗？

从远古时代部落战斗开始，人们就学会在弓箭的箭头上涂抹毒物，不过多数是一些草药中提取的，但是由于科技水平的限制，毒物浓度都不太高，不会“见血封喉”，但是局部引起坏死、溃烂什么的应该完全可能。中箭之后里面的毒素（就算不是毒，那些乱七八糟草药浸泡过的箭头也一定含有很多的污染物啊）绝对会引起伤口感染，在没有抗生素的时代，如果医生能及时将坏死腐烂组织清除，甚至刮一刮骨头也是有可能的，但有多少用处就不一定了。这种办法出血肯定很多，不过古代战士身体素质非比常人，休息几天也就恢复了。至于不用麻药就开刀，在意志极强的军人身上完全是有可能发生的，著名的刘伯承元帅年轻时就曾经在不打麻药的情况下作了眼睛的手术。

但是不拿铜环固定胳膊——类似我们今天做手术时用起止血带的作用，手术时还要喝酒——加速血液循环增加出血，显然都是为了塑造关羽“高大上”形象而用的，估计“关羽刮骨疗毒”又是罗贯中老人家编的故事了。

宋慈与尸体解剖

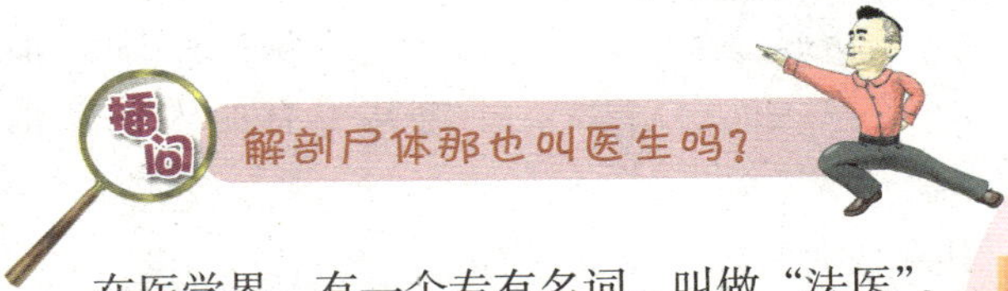

在医学界，有一个专有名词，叫做“法医”。法医的重要工作之一，就是解剖尸体，这是了解案情的重要一环。

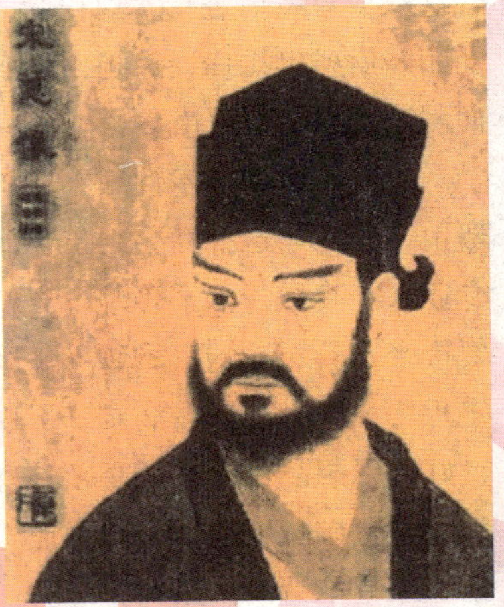

宋慈

中国是有记载最早实行外科手术的国家，但是后来为什么没有很本性的进步呢？在医学的道路上我们后来为什么逐步落后于西方了呢？

这和我国古代一些保守观念有关，其中最大的束缚就是对“遗体”的态度，封建社会讲究“死者为大”，死亡后遗体要“入土为安”，所以古代中国除了战乱年代，医生是不能随便动人家的遗体的，没有对人体的科学了解，光靠“搭脉”也太轻率了一点。

但在这上千年的封建礼教约束下，我们也出现过一位杰出的大宋提刑官，他就是宋慈——公认的世界法医学鼻祖。宋慈做了二十几年的官，先后担任四次高级刑法官，基本上一生都在从事司法刑狱工作。

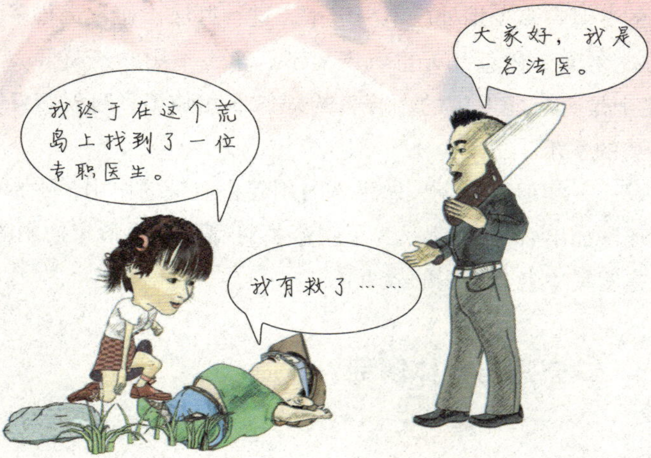
大家好，我是一名法医。
我终于在这个荒岛上找到了一位专职医生。
我有救了……

古代地方官员很多是兼管司法的。特别是对人命案，上级往往规定必须限期破案——这个要求一直传到现在。而那些没有医学常识的官员们对命案的检验和侦破基本靠推理、或者直接对嫌疑人严刑逼供，主观性特别强，加之其中有的人怕苦怕脏，懒得对案情进行实地检验，甚至接受贿赂后颠倒黑白，又迫于考核的压力而制造了大量冤假错案。

检验尸体是技术性很强的工作，一般由“仵作”这种社会地位不高的特殊专业人士来做，水平参差不齐不说，还要接受主管司法的官员领导。验尸在一定程度上比为活人看病难，不仅要具备良好的思想品德，而且必须具备深厚的医药学基础。宋慈长期的专业工作，使他积累了丰富的法医检验经验。有关他的神奇破案的小说及电视剧太多了，走的基本是福尔摩斯探案的路子，不太能当真。但是他写的《洗冤录》一书，是历史上第一本法医学著作，直到现在还

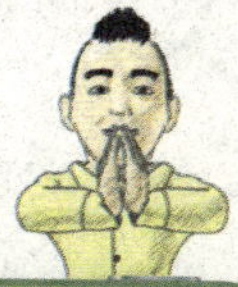

小贴士

宋慈，宋代人，是我国古代杰出的法医学家，被称为“法医学之父”。曾任广东、湖南等地提点刑狱官，办案着重实地检验。公元1247年著《洗冤集录》五卷，是我国第一部系统的法医学专著，也是世界最早的法医学专著，对于医学的发展有重大贡献。

是法医的必读之书，有日、法、英、荷、德、俄等几十国文字译本，算是中国为世界医学做出的一个卓越贡献吧。

李时珍与《本草纲目》

与神农尝百草的不可考证不同，明朝李时珍的那些事可都是白纸黑字摆在那里的，记得小时候家里有一本厚厚的《本草纲目》，里面有各种草药的图片和对功能的详细描述。那时候我还在想，做医生看来还要具备相当高的绘画技能啊。

官方民间流传很广的李时珍的形象就是一个白胡子瘦老头脚穿草鞋、身背药篓翻山越岭的样子——实际确实如此，他老人家带着学生和儿子，访医采药，足迹遍及大半个中国，而且好的草药往往在人迹罕至的深山老林里，走了不知多少万里路，倾听了成千上万人的意见，参阅 800 多种书籍，历时 27 年，终于在他 61 岁那年写成了传世巨著——《本草纲目》。“本草”是古代药物学的代称，包括植物、动物和矿物等各种能做药的东西，其中绝大多数是植物，所以那时人们又将药物直称为“本草”。

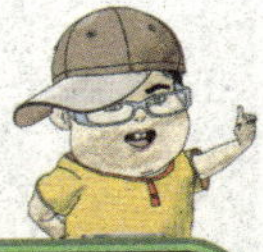

小贴士

传说，神农氏就是炎帝，太阳神，我们叫“炎黄子孙”就是因为他和黄帝是我们中华民族公认的祖先。神农是我国自古公认的农业之祖和医药之祖，有“神农尝百草”的传说。

这部共约 190 万字的书有何意义呢？它是到 16 世纪为止全世界最系统、最完整、最科学的一部医药学著作。这么说吧，在后来的 500 年里，它相当于医药界的度娘：全书收纳各种药物 1892 种，其中植物 1195 种；共辑录历代专家和民间单方 11096 则；绘制药物形态图 1100 余幅。那可是交通基本靠走，信息基本靠问的年代啊。这部书的伟大，不仅是吸收了历代本草著作以及民间偏方的精华，还用现场调查、考证、

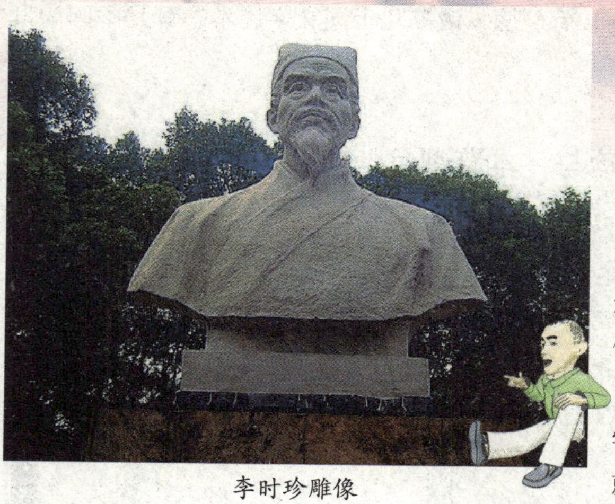

李时珍雕像

比对、实验等科学的办法尽可能的说明每一种药物的形态、作用、药理等，用实践纠正了很多流传已久的错误，这事实上是对古代中国不敢挑战老祖宗留下的思想和理论的一次重要思想解放，若是能沿着这条路走下去，也许我们可以发起东方文艺复兴呢。

《本草纲目》不只是中国药物学的集大成者，该书问世后很快就传到日本——日本人学习好东西的精神总是让人惊奇——以后又流传到中东、欧洲，先后被译成日、法、德、英、拉丁等十余种文字，对世界医药学、植物学、动物学、矿物学、化学的发展都产生了深远的影响。

现代医学的逐步建立

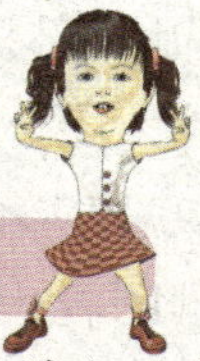

插问 说了那么多，谁能告诉我什么叫做真正的医学？

疾病和寻求战胜疾病始终伴随着人类的发展史，直到人类彻底消亡。走过了画符念咒的巫医时代，走过了漫山遍野寻找草药的时代，人类是什么时候开始逐步揭开疾病的神秘面纱的呢？什么时代能算作现代医学的起点呢？

古印度、古埃及、古希腊、古印加王朝包括古代中国，历史上所有曾经璀璨的文明里都孕育过比较系统的医学体系，但很多知识理论都随着这些文明的消亡而散佚不全——也许除了中国——但这些医学体系都没有算作真正的现代医学，只有建立在自然科学基础上的医学才能真正算的上科学，就是说不能把疾病的原因和发展仅仅通过主观臆测，不仅要能治好病，还要知道为什么会治好，不是偶然的能治好，而是几乎必然的能治好。现代医学体系就是如抽茧剥丝一般逐步揭示人体的奥秘、逐步寻求疾病发生、发展、治疗的科学道理的系列科学，从这一点来说，医学的发展瓶颈也就在这里了。

一般认为，从14世纪的文艺复兴时代开始，随着科学观察和科学试验的兴起，随着人体解剖学结合临床观察的应用，医学才真正开始进入科学思想指引的时代。在17世纪到19世纪随着物理学、化学、生物化学等各种自然科学的快速发展，尤其是随着显微镜的发明与应用，微观世界的各种神秘面纱逐步被揭示，对药物的研究也逐渐具备了现代药理学的基本特征，19世纪和20世纪上叶，随着麻醉和手术的大规模运用，现代医学体系逐渐确立起来。

但人体实在太复杂，世界上最神秘的东西就是宇宙和人体。所以，我们现在只是解开了医学最表面的几层面纱，还要靠现在的学生、年轻人不断地努力探索，才能找出更多的办法还原疾病的本来面目，发现治疗疾病的秘密。

显微镜下的世界

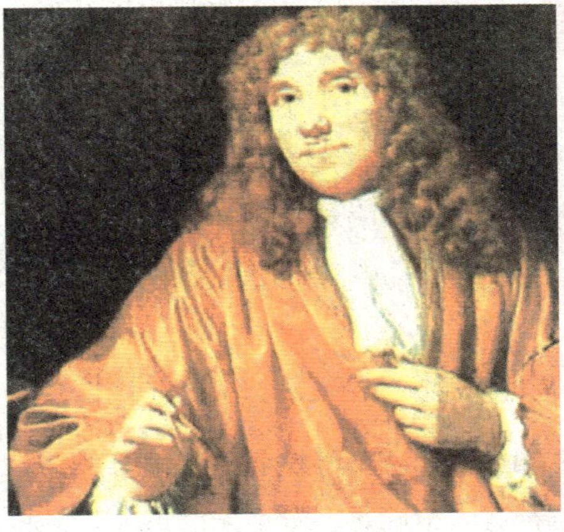

列文虎克像

今天，“喝生水会拉肚子”“随地吐痰会传播疾病”“感冒不能对着人打喷嚏”等基本道理小朋友都知道，但在400多年前，就连英国皇家学会的学者也不知道这些。我们现在知道生水、痰液、飞沫里面有致病的细菌，那么，是谁第一个发现了这些我们肉眼看不见的“小坏蛋”呢？在人类逐步揭开医学神秘的面纱过程中，有一个不得不提的重要武器——显微镜。

其实早在很久很久以前，人们就已发现通过球形透明物体可以放大事物。用透镜做成老花镜和近视眼镜也已经有了上千年的历史，然而如果没有荷兰人列文虎克的天才发现，它们永远只是眼镜而已。

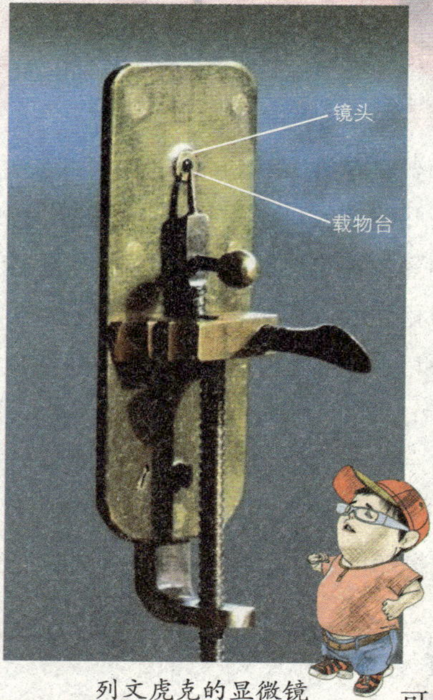

列文虎克的显微镜

列文虎克小时候没有受过太多正规教育，十几岁就在店里做学徒工，后来又做市政事务工作。但他从小就喜欢自己琢磨打磨镜片的工作，由于勤奋及本人特有的天赋，他磨出了远远超过同时代人水平的透镜——因为他不是为了生活，而是出于兴趣，最重要的是他一直磨了60年。他磨出的镜片，放大倍数远远超过了当时的水平。

有一天，当他无聊地把自己磨的镜片组合之后贴到眼睛上时，他惊呆了——眼前出现了一个惊人的世界！他开始观察自己能接触到的一切东西——毛发、昆虫、矿物、植物、动物、污水等等。1674年他开始观察到细菌——那时还叫做“非常微小的动物”。1684年他准确地描述了红细胞，1702年他经过系统观察轮虫以后，指出在所有露天积水中都可以找到微生物，因为这些微生物附着在微尘上、飘浮于空中并且随风转移。他是第一个用组合的透镜看到细菌和原生动物的人。

尽管列文虎克没有上过大学，缺少正规的科学训练，但由于真正制造并使用了显微镜，他对细菌学和原生动物学研究的发展，起了奠基作用，显微镜因此成为划时代的工具，医学从此走上了快速发展的道路。所以，只有相当于初中文化的他，被授予了当时特牛的巴黎科学院院士的头衔，并得到了英国女王的接见。

比黄金还贵的盘尼西林

在致病的微生物被人类发现之前，人们不知道引起感染等疾病的真正原因，但是很多聪明人已经有了一些推测，古代东西方都有人猜测是“看不见的虫子”引起生病的，甚至连佛教徒都有“佛观一钵水，四万八千虫”这种对微观世界的猜测，因此古代医生早就有意识的尝试一些“杀虫”的治疗。

早在3000多年前，古埃及就有医生拿猪油调蜂蜜敷贴并用麻布包扎因为外伤而发炎红肿的肢体。但当时并不知道这么做其实是抑制细菌繁殖。直到显微镜的发明使得细菌、真菌等等“小小虫”彻底暴露后，人们才开始尝试能杀死这些小坏蛋的药物研究。

但是直到20世纪40年代以前，人类一直未能发明既能高效消灭细菌又对人体损害很小的药物。肺结核，我们叫做“肺痨”。仍然是不治之症，许许多多科研人员长期探索，然而突破性进展却源自一个意外——历史的进步总是基于一些神奇的故事——一个叫弗莱明的科学家由于一次幸运的过失而发现了青霉素。1928年，弗莱明在他那简陋的实验室里研究导致人体发热的葡萄球菌时，由于培养皿的盖子没有盖好，楼上另一位试验者培养的青霉菌从窗口飘落到他培养细菌用的琼脂上，见证奇迹的时候到了：在青霉菌的旁边，葡萄球菌忽然不见了。20世纪最伟大的发明——青霉素就这样诞生了。大家知道，战场上大量的伤兵是死于伤口感染，随着第二次世界大战爆发，青霉素开始发挥了难以想象的巨大作

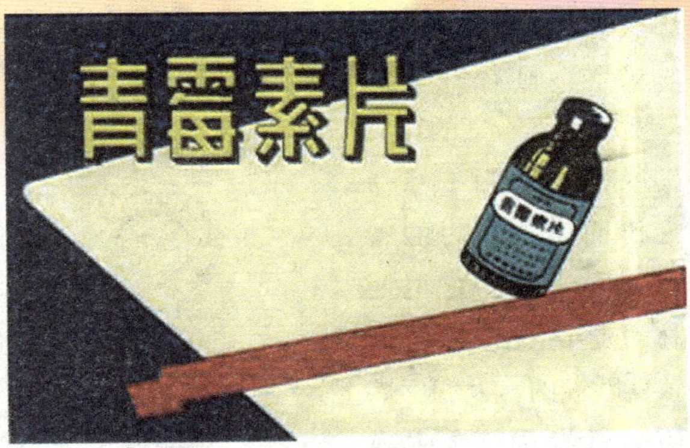

盘尼西林

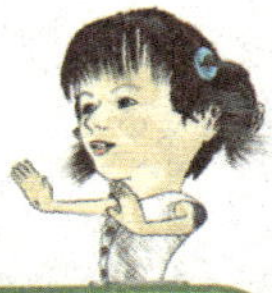

小贴士

青霉素是本世纪20年代末的一项划时代的科学发现。青霉素问世不过短短的50余年，但它在医学发展史上却有着无与伦比的地位。这一科学发现和应用挽救了千百万人的生命。使人类的平均寿命延长了约10年，对于促进20世纪药物学和医学的发展起到了重要作用。

所以它被誉为第二次世界大战时期的三大发明之一。

用，以前死亡率奇高的感染病人往往一针盘尼西林（青霉素的英文发音）就救活了！生命无价而生产能力的有限使得当时的盘尼西林可是比黄金还要值钱，欧洲的富人们不惜用一百盎司黄金去换一箱盘尼西林，在我国上海，更是需要用金条才能换一支今天只需要几毛钱的青霉素。

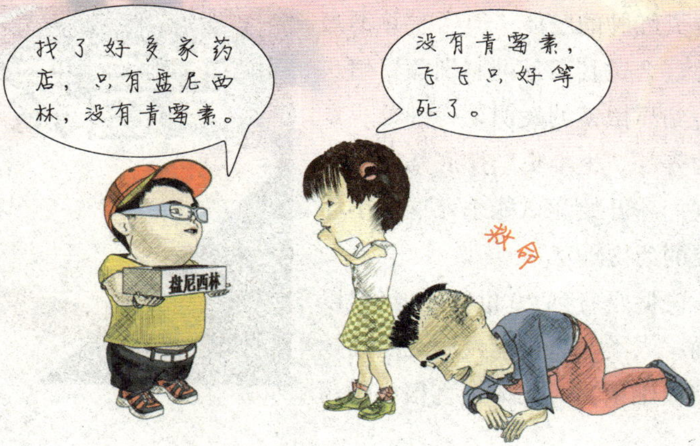
找了好多家药店，只有盘尼西林，没有青霉素。
没有青霉素，飞飞只好等死了。
盘尼西林
救命

青霉素的意外发现带动了抗生素家族的诞生，继青霉素之后，链霉素、氯霉素、土霉素、四环素等抗生素不断产生，从此医学上迈入了用抗生素治疗疾病的新时期。因为青霉素的高效、低毒、应用广泛，它在治疗伤口感染、肺炎、肺结核、脑膜炎、心内膜炎、白喉等许多疾病中都有很好的作用。然而，比人类历史还要长久很多的细菌家族绝不会束手就擒，随着抗生素的大量使用，病菌的抗药性也在逐渐增强，曾经很有效的抗生素往往过不了几年就大大降低了疗效，医生、药厂、科研人员与致病菌的战斗将会是一个漫长而艰苦的过程。

什么才是真正的消毒

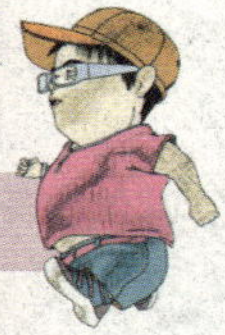

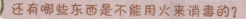

插问　还有哪些东西是不能用火来消毒的？

用肥皂水洗手能消毒吗？太阳晒被子能消毒吗？酒精擦话筒能消毒吗？把食品煮熟就能消毒了吗？爸爸妈妈做了很多“消毒”的事情，但是这些办法能真正消毒吗？

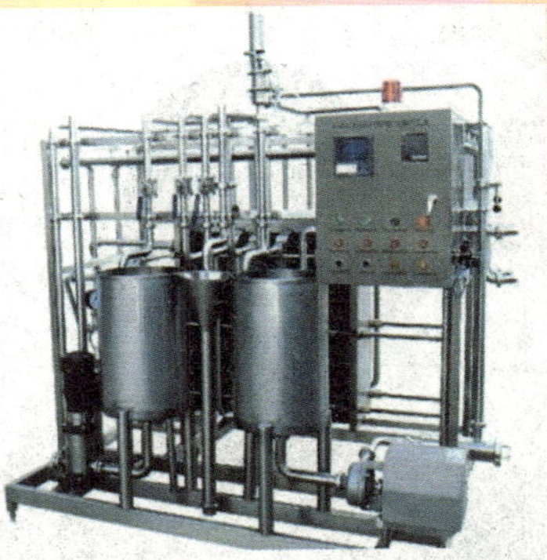
巴氏杀菌机

其实我们生活中说的消毒和医学上的消毒还是有区别的，医学上的消毒是指利用温和的因素抑制病原体繁殖的手段，有物理方法、化学方法和生物方法，因为生物方法作用慢而且灭菌不彻底，所以消毒主要是应用物理及化学方法。根据使用办法、效果和目的等，消毒又可以分为灭菌、抑菌、防腐、无菌状态等。

自从显微镜诞生之后，人们逐步发现了微观世界中各种致病微生物的秘密，但是如何能快速全面的杀死这些繁殖特别快的小坏蛋呢？其实这些微生物也是小生命，最有效的方法一定是物理方法——用火烧肯定最厉害，但是很多东西是不能拿火烧的，例如纸啦，被子啦等等。那么，可以采取煮沸、紫外线（晒被子可是有消毒作用的哦）等等办法消毒，但是要达到彻底灭菌，都还有具体的要求，比如说医院里的手术器械包，必须在高压下煮沸超过一定的时间才能达到消毒灭菌的效果。

对牛奶等食品的生产消毒办法采用著名的“巴氏消毒法”，就是将牛奶加热到一定的温度并保持一段时间，这样既可以杀死牛奶中的多数致病菌，又可以保留对人有益的乳酸菌，但是消毒后的牛奶里仍然有部分细菌，必须在4℃左右的温度下保存，因为这时细菌的繁殖非常慢，牛奶的营养和风味就可以在几天内保持不变，这就是为什么食品都有保质期的原因。

另外，针对人体和环境的消毒一般就只能用化学方法了，就是选择既要尽可能杀死病菌又不能损伤身体的化学药物，因此这些消毒办法都只能起到部分消毒的作用，而且一定有对药物浓度和处理时间的要求，所以说拿酒精擦一下起到的作用只是清洁作用，肯定是起不到消毒的用处的。

种痘与天花

现在的小朋友是幸运的，因为你们已经不用担心几十年前还被称为“三号病”的天花了。

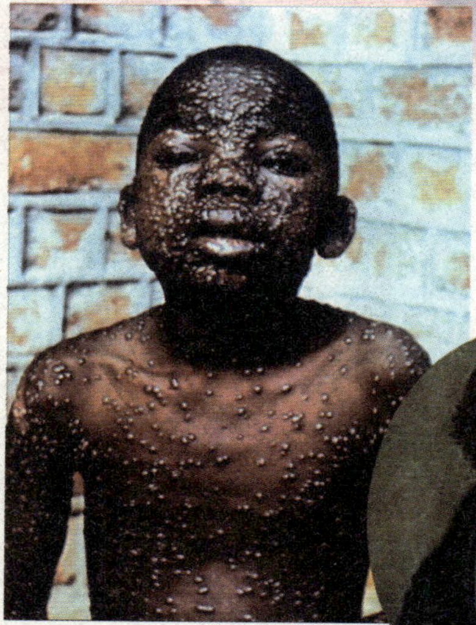
得了天花，会浑身出水痘

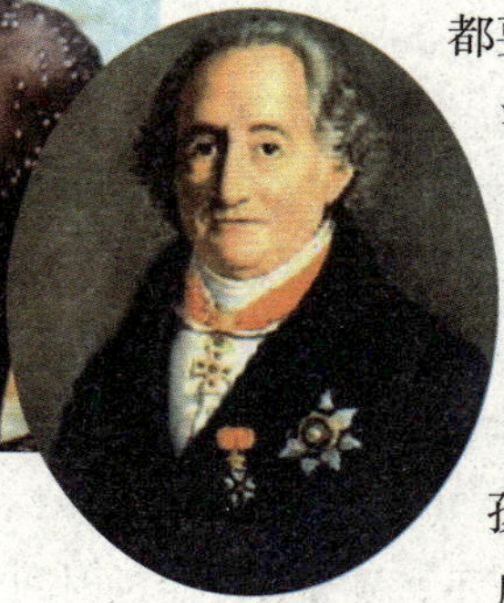
牛痘接种术发明人爱德华·琴纳

告诉你们，鼠疫、霍乱、天花这些被称为“一号病”“二号病”“三号病”的传染病曾经是人类最大的杀手，几百年前猖獗欧亚大陆的“黑死病”——鼠疫，造成了2500万人死亡。而得了天花，会浑身出水痘，就算好了也会在脸上落下麻子——所以叫天花。连古代皇帝选太子都要选“出过痘”的小孩，因为如果没染过天花，随时有可能被传染上而死亡。

人类一直在设法对付这个可怕的恶魔，古代中国就尝试用病人身上的分泌物处理后滴在小孩鼻子里——人为的染上轻度疾病后，人体就有了免疫力，以后也不会再得病了，这种办法叫“种痘”。但是这种“种人痘”的办法可不能保证安全，人痘其实是活的病毒，接种者反而可能因为接种而直接染上天花送命。

中国的“种痘”办法传播到了欧洲以后，全世界的医生都在思考如何发明一种既能预防疾病又比较安全的疫苗。英国医师爱德华·琴纳偶然发现在天花大流行中，牧场的挤奶女工很少染上天花，仔细询问和观察后，他发现原来奶牛也会患上类似天花的疾病，而且会传染给人，但不会致命，被“牛痘”传染的挤奶工就不会再感染人类的天花，受此启发，爱德华·琴纳在1796年试用牛痘来预防天花，获得成功，而利用各种疫苗去防治传染病的办法直到今天还在广泛应用。

后来，几乎全世界人的孩子都用接种牛痘来预防天花，不信你们观察一下爸爸妈妈叔叔阿姨的胳膊，在上臂往往有一块或者几块圆圆的瘢痕，这就是种痘留下的痘印。直到1980年，世界卫生大会宣告全球已全部消灭天花，我国以及全世界才停止了种痘预防天花。

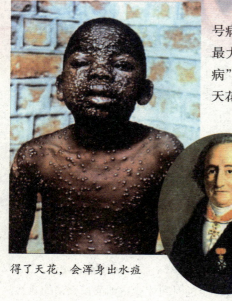

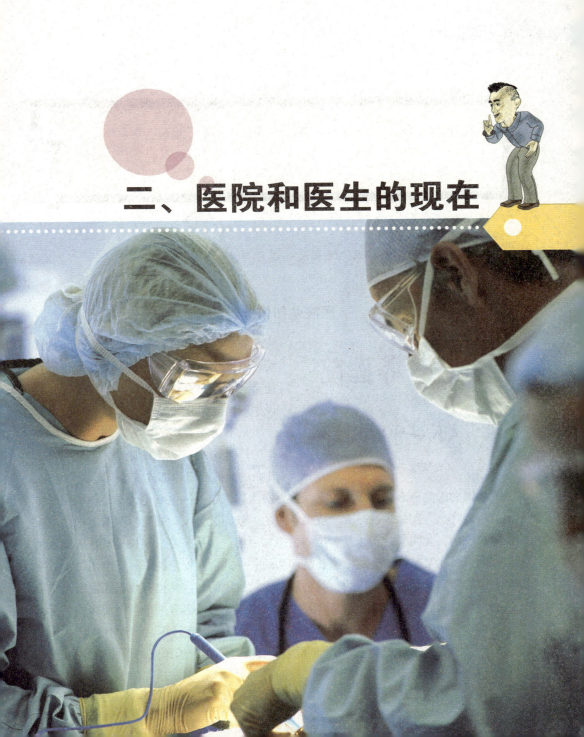

二、医院和医生的现在

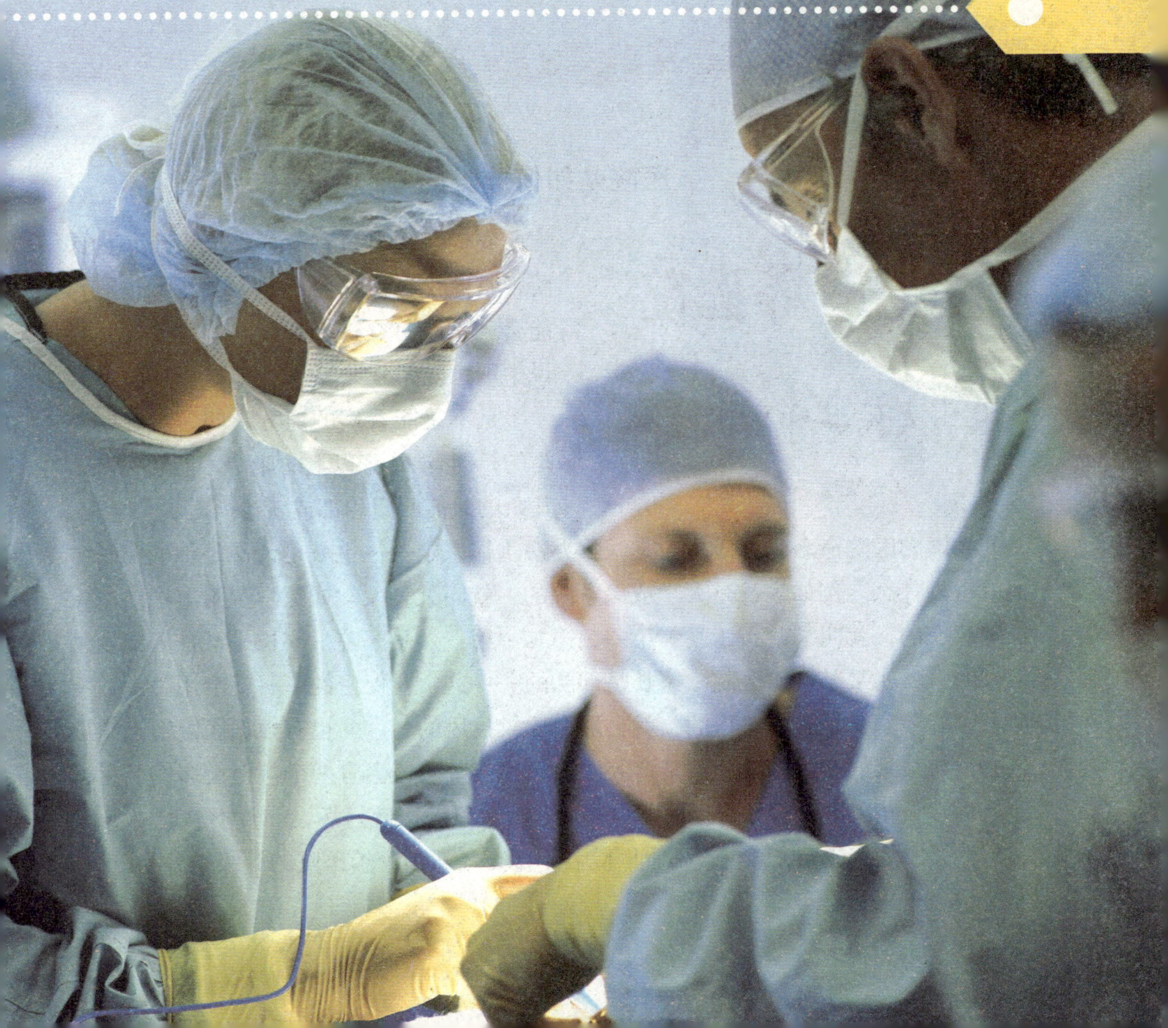

医院、医生、疾病和治病的过程会让我们觉得神秘，随着时代的不断进步，科技发展的日新月异，我们可以在网络上自由查找一切难题……好吧，和医院有关的那些事还是那么神秘……

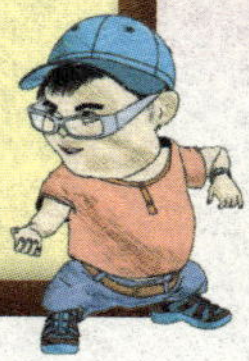

插问 是不是能看病的地方就叫医院呢？

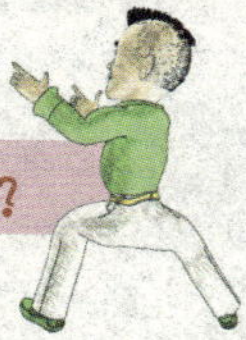

医院是如何分类的

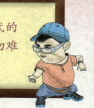

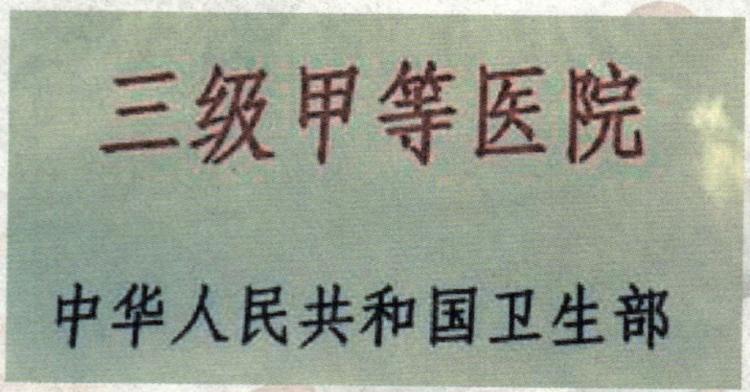

标示医院等级的牌子

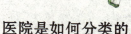

我们身边有各种各样、大大小小的医院，如果我们到世界各地去旅游，也有可能会和医院打交道，今天我们先来简单说说中国医院的分类。

是不是能看病的地方就叫医院呢？不是的，拥有 20 张以上的床位才能叫医院，其余的只能叫门诊部或者诊所等。

我国的医院命名和性质多数是根据办医主体来定——也就是说谁是他的家长，他就得姓什么。例如家长是大学或医学院的，就叫某某大学或医学院附属医院；家长是政府的，就叫某某市（县）第一、第二、第三人民医院；家长是某某厂或者某某矿的，就叫某某厂矿医院；家长是部队的——这个要保密的——就会用一串数字命名医院；家长是私人老板的，就会取个比较拉风的名字。也有根据医院特点来取名的，如某某妇产科医院、某某口腔医院，很多医院还会有两个甚至更多的名字，让老百姓眼花缭乱，只好根据医院大小、宣传去判断医院好坏，非常不靠谱。

教大家几个诀窍：第一，不管医院名字多奇怪，国家给医院的等级是分为三级，每一级里又分好几等，常见的是甲等、乙等。那么不管你家长是谁，评到三级甲等就说明医院的规模和水平都到了规定的标准，相当于五星级饭店，总体来说水平是好的。第二，医院还有综合性医院和专科医院之分，大医院多数是综合性医院，但一些专科疾病去政府办的专科医院也是不错的选择。第三，医院分营利性医院和非营利性医院，公立医院基本都是非营利性医院，不是说非营利性医院就不收费，只是必须按国家统一规定的物价标准，以公益为主要目的，收入主要用来弥补成本；而营利性医院的投资者一定是以追求利润为主要目的，可以自主定价。民营医院中也有非营利性医院和营利性医院。

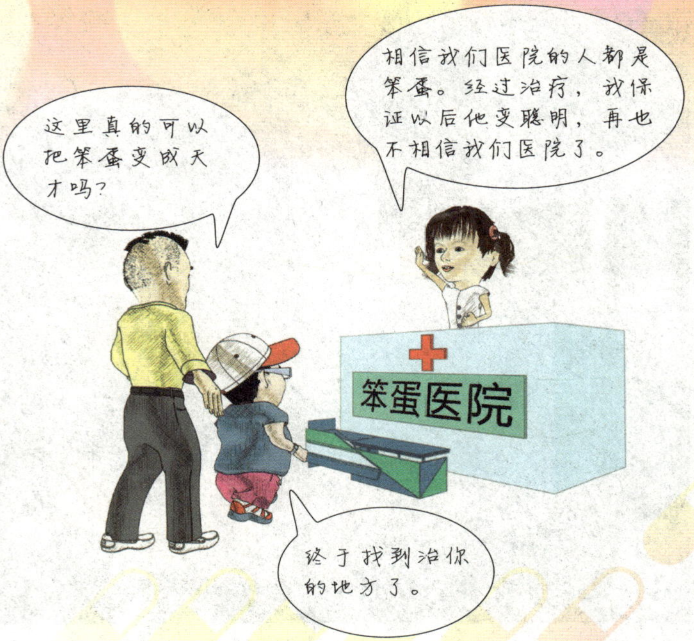
这里真的可以把笨蛋变成天才吗？
相信我们医院的人都是笨蛋。经过治疗，我保证以后他变聪明，再也不相信我们医院了。
笨蛋医院
终于找到治你的地方了。

由于我国医疗资源长期不足，对医院的投入严重不够，在鼓励社会办医、鼓励私人投资医院的时候也伴随着监管不力，一些出身不好的医院因为“家长”不管，难以生存，甚至会交给不懂医的私人承包。因此，老百姓喜欢往大医院、往公立医院跑还是因为大医院更值得信任。希望未来有一天，不管什么级别、性质的医院都能成为人民信赖的医院。

什么样的人能做医生

在国外，无论是西方发达国家还是发展中国家，成为一名医生的道路是非常艰

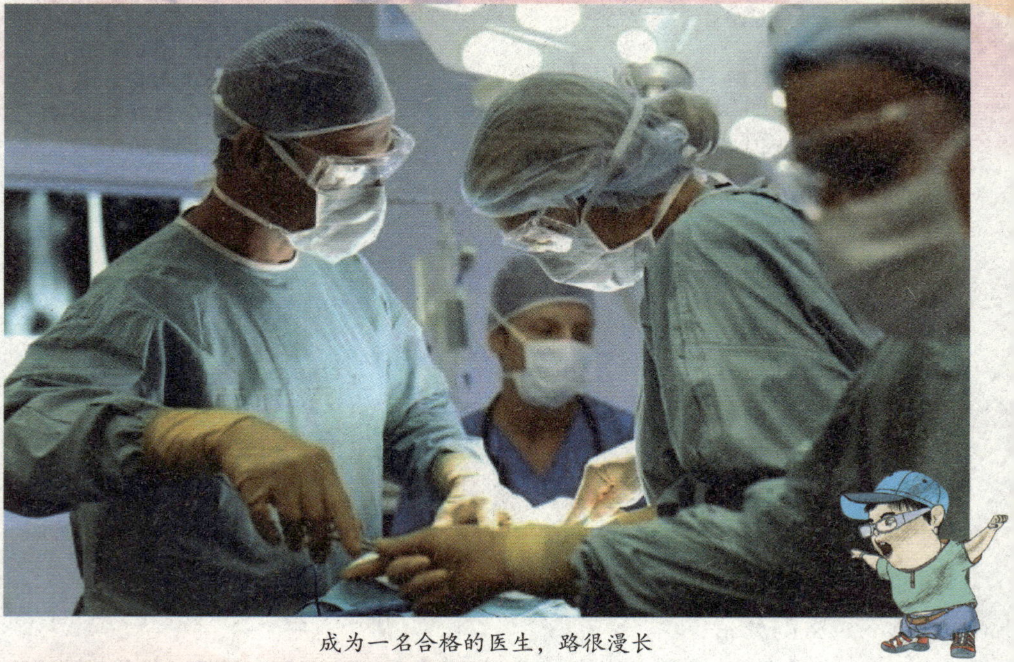

成为一名合格的医生，路很漫长

辛和漫长的。比如在美国，要从高中开始就要做好准备，必须成绩优异，考取一个好的大学，以优秀的成绩读完本科，再通过医学院的入学考试，如果顺利读完，并通过美国医生执业考试，然后——你成为了 MD（医学博士），但还不是一名真正的医生，你还需要到医院做 3~4 年的住院医生（相当于我国的实习医生）和至少 1~2 年的专科医生培训，然后再通过各种艰难的考试，才可以成为一位真正意义上的医生。

所以，成为一名医生，可不容易了，除了从中学就要成绩优异以外，还要参加大量的社会实践活动，最后至少要到 30 多岁，才能成为医生，但是一旦做了医生，那可是非常了不起的职业哦，不但收入高——美国的收入排行榜上医生永远高居榜首，比公司 CEO、政府官员可高多了，社会地位也非常高，全社会都很尊重医生，医生甚至可能比总统更受到人民的尊重。即使是非洲国家，成为医生之路也是很艰辛的，要读很多年昂贵的学校。所以，在外国做医生光靠自己努力还是不够的，家里还要有足够的财产才能培养出一个医生。

在中国，医生的准入门槛就要低很多了，当年著名的“赤脚医生”，多数只是具备相当于初中文化水平，经过县一级短期卫生知识培训就做了乡村医生，至今在一些小医院和农村里，他们也还在继续默默地为人们看病。

中国的改革开放之后，医院里的绝大多数医生至少是卫校、专科或者大学毕业，研究生比例也是社会各行业中比较高的。现在大城市三甲医院里招聘临床医生，通常只要研究生或者博士生。就是说，现在和未来要成为一名合格的医生，要经过层层筛选、过关斩将，读很多很多的书，通过数不清的考试。所以，如果你想成为一名神气的穿着白大衣的医生，先好好读书吧。因为，一旦成为医生，别人的健康乃至生命，就掌握在你手上了，这可不是闹着玩的。

穿白大褂的都是医生吗

什么人都可以穿白大衣，但是穿白大衣的人可不一定是医生：他们可能是理发师，可能是药店里的导购员，可能是广告演员，可能是卖菜的，可能是保洁卫生人员。现在大街上经常看见一些人穿着白大褂在卖一些“保健品”“美容产品”，或者号称免费体检什么，多数就是利用人们对白大褂 = 医生的误区来行骗的。那么，在医院里看到穿白大衣的就一定是医生吗？那也不一定。

医院里工作的人可以笼统地叫做医务人员，但不一定都是医生。根据服务特点可分为临床、医技、护理、后勤、行政等，按类别则可分为医生、护士、技师等，所以医院里穿白大褂的他或者

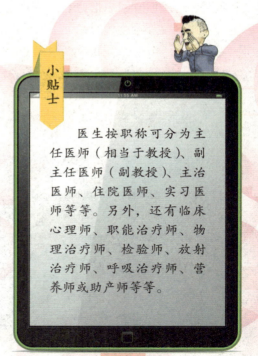

小贴士

医生按职称可分为主任医师（相当于教授）、副主任医师（副教授）、主治医师、住院医师、实习医师等等。另外，还有临床心理师、职能治疗师、物理治疗师、检验师、放射治疗师、呼吸治疗师、营养师或助产师等等。

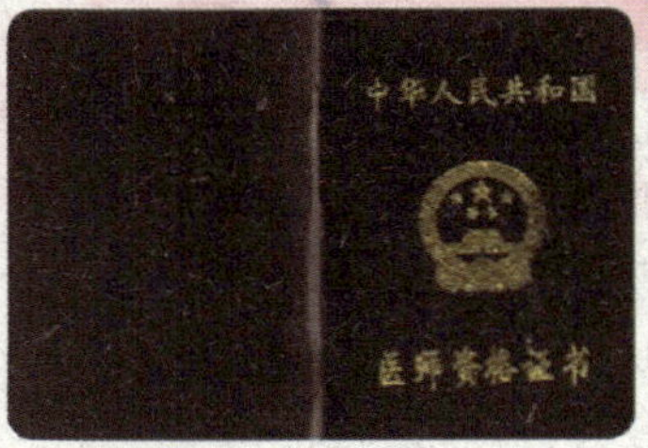

有了它，你才可以是医生

她可能是医生，也可能是护士，可能是坐办公室的行政人员，也可能是送标本的工人，可能是检修医疗设备的技师，还可能是负责给病人送饭菜的阿姨哦。

什么样的人能称作医生呢？严格说来，是那些拥有“执业医师资格证书”的人，法律上才承认他是一名医生，才有资格在规定的地点、规定的范围看病。这么看来，一个拥有1000个员工的医院里可能只有200个医生。而并不是所有的医生都是可以直接看病的医生，一般来说，只有临床医生可以直接看门诊、急诊、查房等等，还有相当一批的医生一般不直接和病人打交道，他们日常工作更多的是通过医疗仪器对病人协助诊断，比如放射科医生、超声科医生等，但从法律上他们也可以在自己特殊专业领域进行诊断和治疗。当然，对病人来说，你完全可以把护士、实习医生、医院里看到的其他工作人员都尊称为“医生”，他们一定不会生气的，而且说不定会心中暗喜而热情的帮助你呢。

看病应该去门诊还是急诊

插问 当我们身体不舒服的时候，到底是该去门诊还是急诊呢？

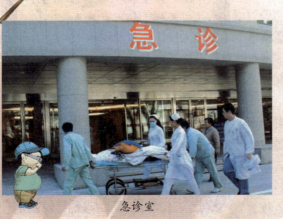

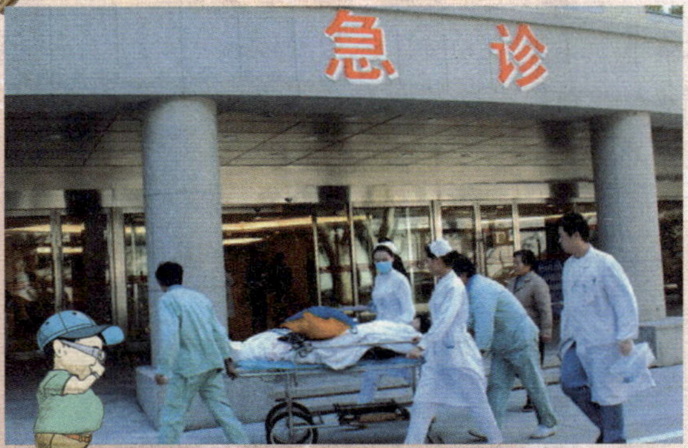

急诊室

医院很大，部门也很多，和我们关系最密切的地方是门诊和急诊。如果要去看望病人，去的就是住院部了。

世界上绝大多数医院都会设立门诊，而门诊通常开放的时间和多数单位一样——白天、工作日、上下午规定时间里。但在我们国家，会以“优质服务”为理由要求医院门诊时间尽量延长，双休日也尽量开放。而一些营利性医疗机构，为了获得更多的市场和利润，也会尽可能延长门诊时间。

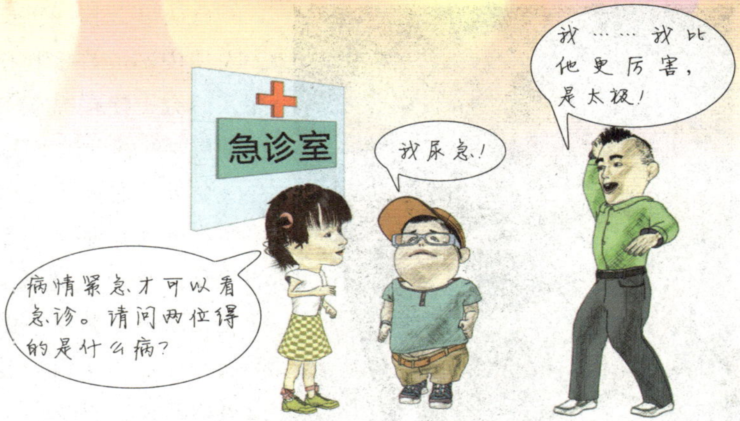
急诊室
我尿急！
我……我比他更厉害，是太极！
病情紧急才可以看急诊。请问两位得的是什么病？

门诊一般是根据医学的学科来划分的，比如骨科门诊、妇科门诊、眼科门诊、儿科门诊等，这个通常叫做专科门诊或者普通门诊，也有根据大家都熟悉的疾病来设立的门诊，比如高血压门诊、糖尿病门诊等专科门诊，还有副主任医师以上级别的医生会开设专家门诊。

急诊呢，是负责紧急情况下疾病的治疗的，都是24小时开放以保证我们在突发急病或者意外受伤时，能在最快时间内得到专业、科学的救治，所以开设急诊的医院是要有一定条件和规模的。

急诊又根据病人病情严重程度分成好几个级别，病人被分为从随时可能死亡的到没有什么危险的一般病人。在医院急诊室可不是简单按照先来后到排队看病的，要由医生、护士根据病情严重程度来决定就诊次序。如果只是一般的毛病我们不应该去急诊，但有许多人，因为自己白天可能没时间，会集中在晚上去医院急诊看一般的病，这样会给医院的医疗秩序带来很大的麻烦，也会浪费本来就不够的医疗资源，更严重的会影响那些需要紧急抢救的病人。在目前我国整体医疗资源缺乏的时候，我们每一个个体更应该自觉服从秩序的安排，这才是文明社会的标志。

为什么检查身体要抽血

到医院看病，除了打针之外，小朋友最害怕的就是抽血了，尤其是戳手指头的那种，真的蛮痛的。医生们能从血里看出我们得了什么病吗？

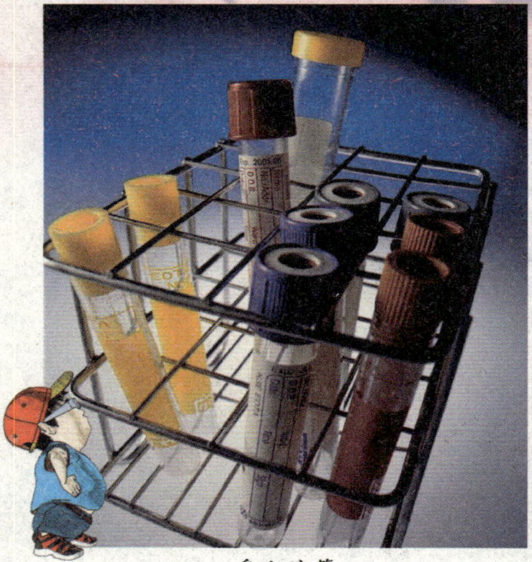

采血试管

自从显微镜问世以后，我们慢慢了解了人体内部的许多秘密，特别是对血液的深入研究，使得血液检查成了今天最常见也最重要的辅助检查疾病的手段。

今天，血液检查的项目有几千种。几乎所有的疾病都会引起血液里的一些指标的变化，有一些是属于特定疾病的标志性变化。所以，验血不但可以帮助诊断一些疾病，还可以了解一些疾病的严重程度，更可以排除一些疾病。而且，相对来说，验血是最简单、便捷、对人体损伤小的一种检查手段。

例如当我们被发热折磨的时候，你知道引起发热的原因可能有上千种吗？最常见的有病毒性感染（感冒、细菌性炎症——肺炎、阑尾炎、尿路感染啥的）、真菌感染、寄生虫等等，还有心脏病、脑膜炎、传染病、肿瘤、结核、白血病……如果医生不详细检查，怎么知道你得了什么病呢？又怎么有效治疗疾病呢？

对医生来说，他要迅速从几千个选项里选择他认为必要的项目去化验。比如最常见的血常规检查，在短短十几分钟里检验师就能通过对血细胞的分类计数、细胞形态的观察来快速提示贫血、细菌性炎症等常见疾病，甚至可以提示白血病呢。又比如当病人出现胸闷的时候，抽血化验病人的心肌酶的意义，很可能关系到病人的生与死呢。即使我们没有觉得不舒服而去医院做例行体检的时候，其中最多最常见的检查也是抽血化验，很多还没有表现出来的疾病很可能就这样被

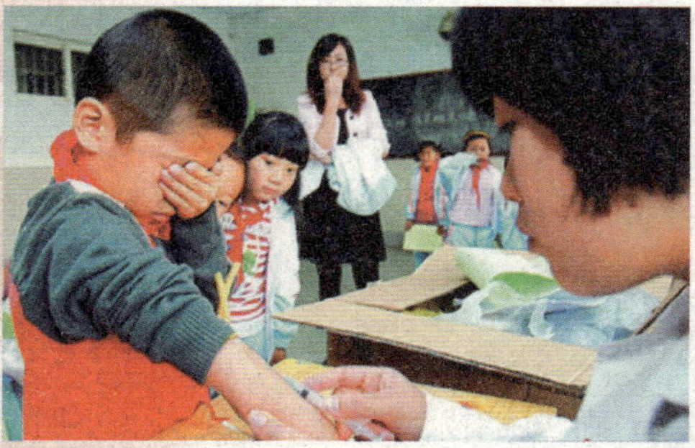

你抽血的时候会不会也这么害怕

医院里的“火眼金睛”给抓住了呢。

所以当你抱怨医院老是做很多检查的时候，也要多一些对医学基本常识的了解，知道医学的复杂性与特殊性。当然，医生也不能不分青红皂白就给病人做一系列检查，要详细询问病人不舒服的特点、认真做体格检查，然后根据自己的经验选择那些可能性最大或者最需要排除的疾病去做针对性检查。

神奇的透视眼——放射检查

我们知道，光照射一个物体，会在它的另一面留下影子，照相就是利用这个原理。如果这样东西不透光，就会挡住了我们的视线，换句话说，我们的眼睛不能穿透、不能拐弯。但是医院里有许多神奇的仪器，有着“透视眼”一样，可以穿过我们的身体，看到我们身体里面的内容。最常见的是拍片子，更厉害的还有结合计算机技术的 CT、核磁共振等等。

X 射线具有很强的穿透性，对不同密度的物质有不同的穿透能力。医学上的“透视眼”其实就是利用“X 射线”来检查人体的内部构造，对人体器官及骨骼“照相”，这些检查又叫放射检查。放射检查为医生诊断疾病起到了非常重要的作用，放射科已经是现代医院必不可少的一个组成部分。

因为放射检查需要利用放射线

小贴士

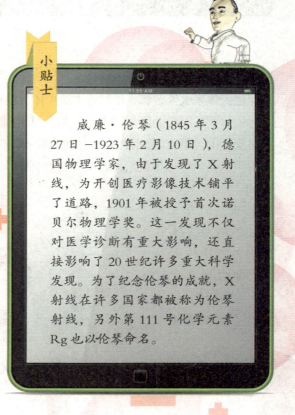

威廉·伦琴（1845 年 3 月 27 日 –1923 年 2 月 10 日），德国物理学家，由于发现了 X 射线，为开创医疗影像技术铺平了道路，1901 年被授予首次诺贝尔物理学奖。这一发现不仅对医学诊断有重大影响，还直接影响了 20 世纪许多重大科学发现。为了纪念伦琴的成就，X 射线在许多国家都被称为伦琴射线，另外第 111 号化学元素 Rg 也以伦琴命名。

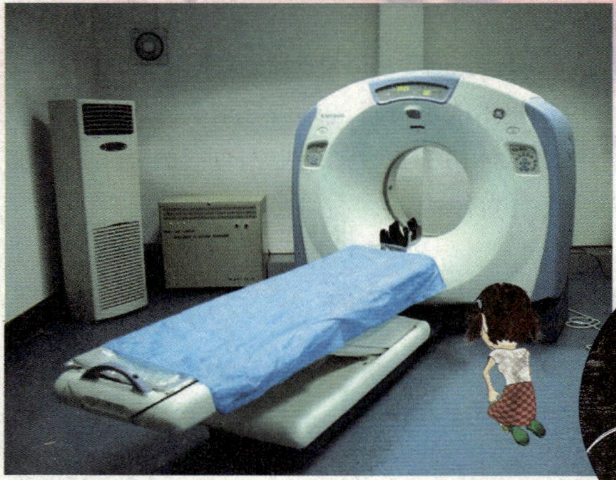

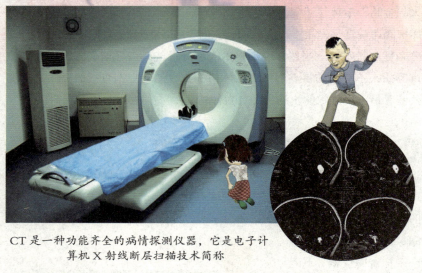

CT 是一种功能齐全的病情探测仪器，它是电子计算机 X 射线断层扫描技术简称

CT 拍摄的片子是这样的

去穿透人体来成像，那么放射检查对人体有没有危害呢？答案不能简单说有或者没有。拍片子是医院里最常见的检查手段，即便是小孩，只要不是一天拍很多张片子，都是安全的。做 CT 接受的射线相对比较多，但和拍片子一样，医生会为你准备特别的铅衣铅帽等挡住我们关键的部位。核磁共振检查比 CT 接受的射线要少得多，更加不会对人体有伤害。但是 X 射线透视对人体的损害就比较大了，所以现在医院一般都不会选择给小孩做透视

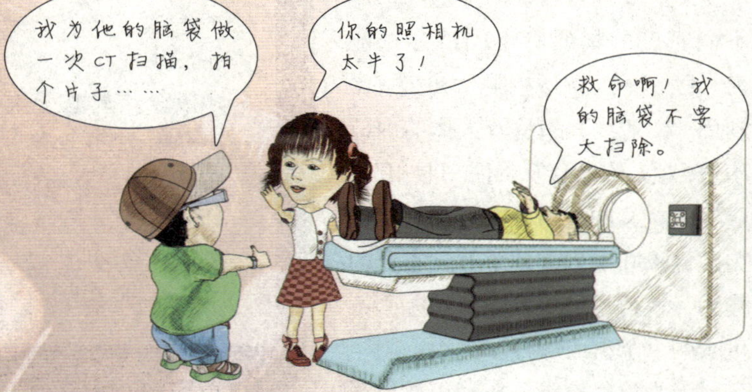

检查。

医院里做检查的部门

医院里看病，医生往往先是询问，接着检查身体，然后就要开出一堆化验检查单了，前面已经说过抽血化验和放射检查，医院里还有那些比较常见的检查呢，这些检查能起到什么作用呢？

先说说超声波检查，我们人类耳朵能听到的声波频率为 20 ~ 20000 赫兹（不要问我什么叫赫兹，我不是物理老师），当声波的振动频率大于 20000 赫兹时，我们人类的耳朵就听不见了，这类声波就称为“超声波”。

超声仪器向患者的体内发射超声波，当超声波遇到不同的人体组织时就会反射回来，经过机器的计算处理后，得到人体内部组织的影像，比如通过超声波，我们可以看到孕妇肚子里胎儿的大概样子。顺便提一下，医院里的超声波检查对人体是无害的，检查也是不痛的。

心电图检查也是医生经常使用的武器，就是在手脚夹几个夹子，然后再胸口贴上好几个粘纸，机器“嗡嗡嗡”拉出上面有奇怪线条的纸条，医生居然能

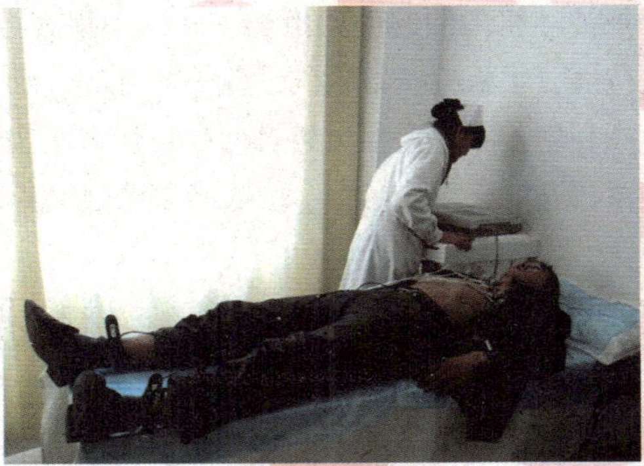

做心电图检查

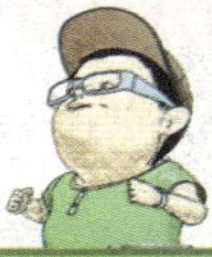

小贴士

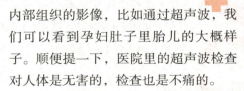

有些动物，比如几乎是瞎子的蝙蝠就是利用超声波生存的高手，它们发射出的超声波遇到昆虫后便会反射回来，蝙蝠接收到后通过对超声波的分析来判断昆虫的大小、距离、方向，然后就可以捕食了。

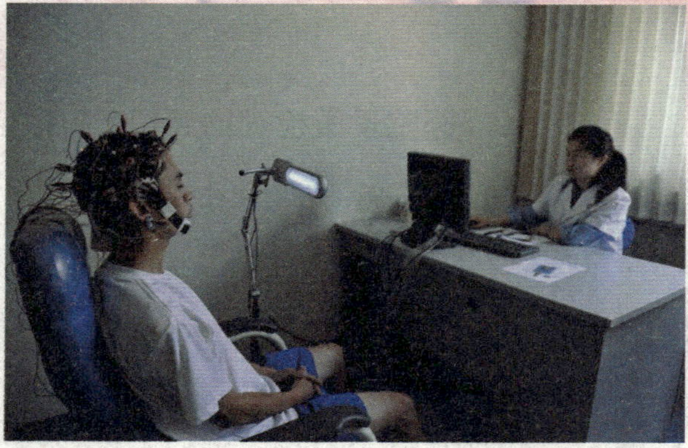

脑电图检查

从这个上面看出我们心脏的问题，简直太神奇了。这是上帝和医生通用的心脏密码吗？

心电图检查的原理说起来还是比较复杂，简单来说，就是我们人体是带电的，尤其心脏有着特殊的电流，而且心脏会自己不同的跳动——现在知道电视上给心脏停跳的人为什么要用电击刺激心脏重新跳动了吧——在每一次心跳的不同时期、心脏的不同部位电流都是不一样的，用机器从体表记录这些电流活动变化图形，可以看出心脏的一些基本情况，诊断出包括心肌梗塞等致命性疾病。心电图检查快速方便无痛，但更复杂的心脏问题它就不够用了。医院里还有24小时动态心电图检查——不是让患者睡在那里做24小时的机器检查，而是在患者身上背一个神秘的“黑匣子”，连续记录患者正常活动24个小时里心电图的变化。还有结合了超声技术和计算机技术的超声心动图检查，如果病人有心脏先天缺损什么的，超声心动图检查可重要了。

医院里还有通过观察脑电流活动来判断疾病的脑电图，通过观察肌肉放电来检查神经肌肉问题的肌电图——这个检查有点痛哦，还有什么ECT，PET-CT，核素检查，平板检查，哈气试验等等等等，反正因为疾病有无数种，医生就要尽可能多的利用各种武器找出患者到底是什么疾病，形形色色的检查就是医生发现病魔的武器，通常，医院越大，这些武器也就越多，医院的诊断能力也就相应越高。

护士为什么又叫白衣天使

每一个人，对医院最开始的印象往往来自护士而不是医生，造型别致的护士帽——穿白大衣的不一定是医生，戴护士帽的一定是护士——当然，现在有些医院认为护士帽不卫生，应该取消，可是不戴护士帽的护士看上去总是怪怪的，因为护士帽的象征意义早已超过了它的实际意义。

护士有一个很高尚的名字——白衣天使。

护士为什么又叫白衣天使呢？传说中的天使有三种能力。第一，是飞翔，穿梭在天堂和人间。第二，会入梦，天使可以进入人的梦境，解救人间疾苦。第三，是祝福，天使是祝福的代言人，白衣天使与代表诅咒和厄运的魔鬼就如白色与黑色一样对比鲜明。护士们从事着救死扶伤的职业，她们对所有病人一视同仁，她们纯洁、善良、富有爱心，她们的工作和传说中的天使多么相像啊，所以人们尊称护士是奉上帝之命到人间来治病救人的天使。

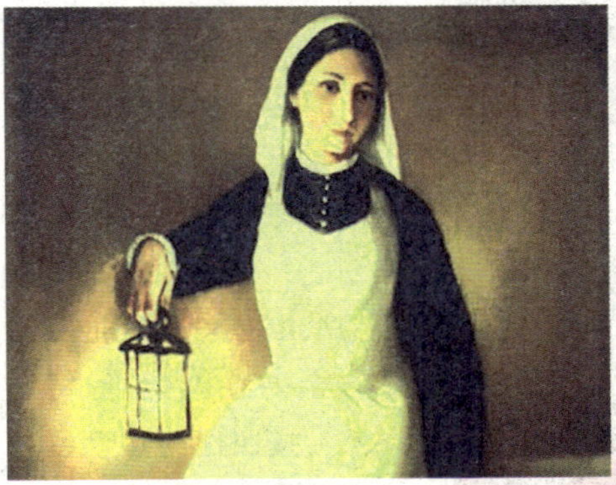

“提灯女神”南丁格尔

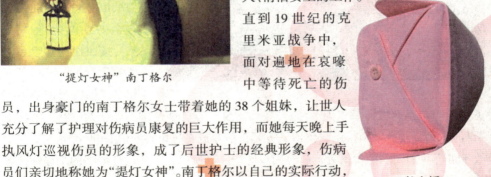

其实，早期的护士社会地位是不高的，她们所从事的护理工作也往往被看成是仆人、清洁女工的工作。直到19世纪的克里米亚战争中，面对遍地在哀嚎中等待死亡的伤员，出身豪门的南丁格尔女士带着她的38个姐妹，让世人充分了解了护理对伤病员康复的巨大作用，而她每天晚上手执风灯巡视伤员的形象，成了后世护士的经典形象，伤病员们亲切地称她为“提灯女神”。南丁格尔以自己的实际行动，让护士的社会地位与形象都大为提高，护士也成为全社会尊重的白衣天使。

护士帽

1912年，国际护士会倡议世界各国医院和护士学校以南丁格尔的生日5月12日为国际护士节，以此纪念人类护理事业的创始人弗洛伦斯·南丁格尔。

尊重护士，其实就是尊重生命，对护士的态度，是现代社会基本素质的体现。

医院的药房

如果有些小朋友关注新闻，可能经常会听到一些“医药分开”、破除“以药养医”之类的话，可是医和药为什么要分开啊，到医院不就是看病，看病不就是要吃药的吗？可我们不能随便吃药啊，一定要按照医生的话去吃药。这些小朋友都懂的道理，为什么很多大人却不明白，还是揣着明白装糊涂呢？

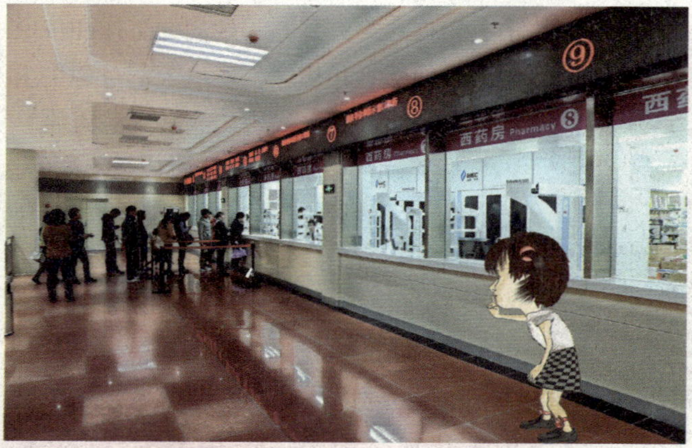

医院的药房

上世纪20年代，福特公司有一台大型电机发生了故障，福特请来了德国科学家斯特曼斯，斯特曼斯思考了很久，在电机上划了一条线，对福特说“毛病出在这里，进去拆掉多余的线圈就行了。”果然，按照他的吩咐后电机正常运行了。事后，斯特曼斯向福特公司要一万美金的酬劳，有人惊呆了说：“画一条线就要一万美金，这不是勒索吗？”斯特曼斯听后一笑，说：“画一条线仅值1美元，但知道在哪里画线值9999美元！”这个故事告诉我们知识的价值远远超过简单的产品，所以，一个设计图纸的工程师社会价值一定超过一个推着独轮车在工地搬砖的工人，虽然他们在人格上是平等的。

那么回过来再比较医院里药房和外面药店，医和药自古以来就是分不开的，看病必须先找医生诊断，然后确定如何治疗，其中吃药又是最常见、最重要的治病手段。我们绝大多数人生病吃的药来自于医生根据对病情的判断，然后开具处方从医院药房买药，这些一般都叫“处方药”。如果是一些我们自己都知道的小毛病，我们也可以直接去医院外面的药房买药，这些通常属于“非处方药”，但是吃了药之后效果怎么样，药店可不负责。这么一说大家就明白了，同样的药，医院里药房的和外面药店的有一部分是一样的，还有不少是外面药店不能随便直接出售给病人的。

治病的关键除了药本身以外，最重要的是医生可以帮你选择吃什么药，所以在我国，医院里药的价格除了包含药物本身的价值外，还应该包括医生帮你的劳动的付出，还有医院因此需要承担的法律责任。那么，医院里药的价格如果和外面药店里药物的价格一样，对谁不够公平呢？当然是对医院和医生啦。如果医生看病的费用定价是合理的话，医院里可以不用开设药房，病人可以直接拿着医生的处方到任何地方买药——世界上多数国家都是这么做的。

医生每天在忙些什么

插问 医生每天都是在忙着看病吗？

其实你能看到医生的时候不多，想随时找医生问病情也不太容易，这也是很多病人对医院、对医生不满意的重要原因。那么当医生没在看病的时候，他们在做什么呢？

如果你去问你的老师，他每天只上几节课，剩下来的时间他们是不是可以休息，估计老师会告诉你，他们要备课，他们要批改作业，他们还有许许多多的其他任务要完成。和老师比起来，医生就更加忙了。

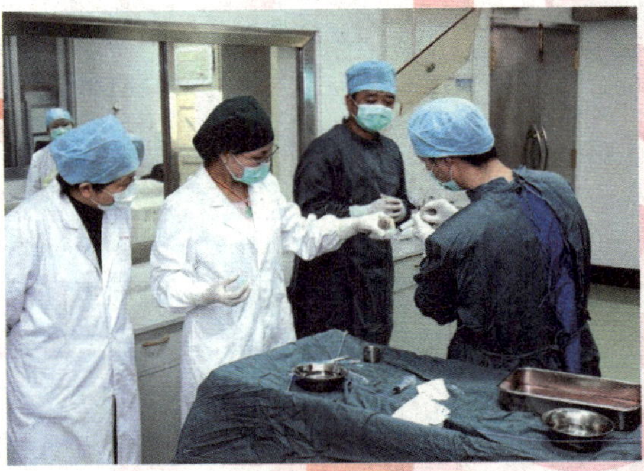

这些医生正在准备做手术

前面介绍过医院分成门诊、急诊、住院部等，多数医生除了要为自己管的床位上的所有病人制定检查计划、治疗方案、埋头写着无穷无尽的病历以外，他们还要出门诊，还要每隔几天都要值一次夜班——多数医生值完班还要接着上班，所以医生连续工作 20 甚至 30 多个小时的情况是非常常见的。在大一些的医院，医生往往同时也是医学院的老师、教授，那么他们除了看病，还要做老师需要做的一切事情——不过是兼职。

而且医生这个职业最大的特点就是发展太快，新技术、新概念、新药……每天在医疗领域都发生着大量的事情，而这些事情都可能和医生现在的工作有关。做了医生，就意味着一辈子都要不停地学习，不然随时就会落后甚至被淘汰。所以多数医生，会利用有限的业余时间不停地看书、进修、学习、参加各种学术会议，了解医学最新进展……

最令中国医生烦恼的其实还不是上面这些，是中国特色的医生晋升制度和评价体系。近20年来，不是看病好、开刀好的医生就是被体系承认的好医生，而是论文多、课题多、获奖多的医生才会获得更高的评价。于是，悲哀的医生们还要花费大量的时间去做实验、养老鼠、查资料、写论文。如果不做好，你就成不了教授、副教授，甚至连给人看病的机会也会失去。好吧，看来做医生也并不怎么好玩。

看病到底贵不贵

去医院看病为什么要收费呢？为什么不能实行免费看病呢？

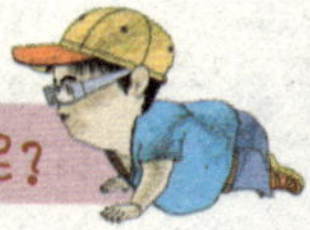

这个答案其实很简单：医院看病是需要成本的，造房子、买机器、买药、交水电煤气空调费等等，这些都要医院支付，也没有什么企业、公司收医院钱的时候有减免或者打折，当然还有医务人员的工资和培训费用。要想医院不收病人的钱，只要有人肯承担医院的成本，医院当然可以免费看病。那么政府全面承担？全世界还没有哪个国家有这个经济能力完全做到这一点，奥巴马总统不过想给美国几千万穷人提供医疗保险，差点要下台，因为国家承受不起。欧洲一些国家，人们的大部分收入都交了税了，政府也不敢说免费医疗，因

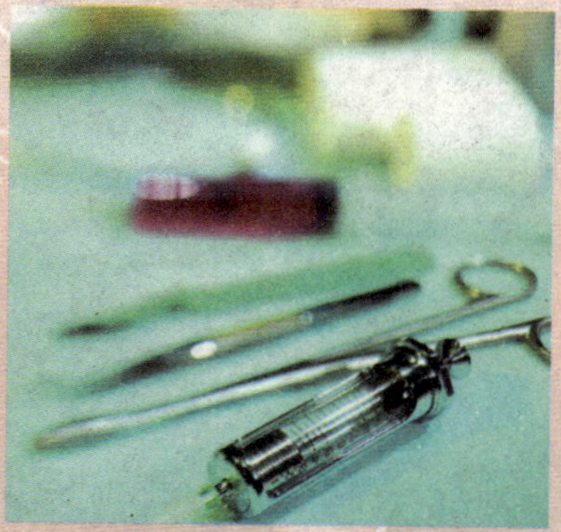

医疗器械

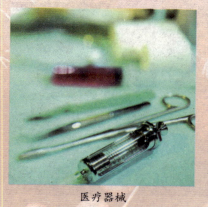

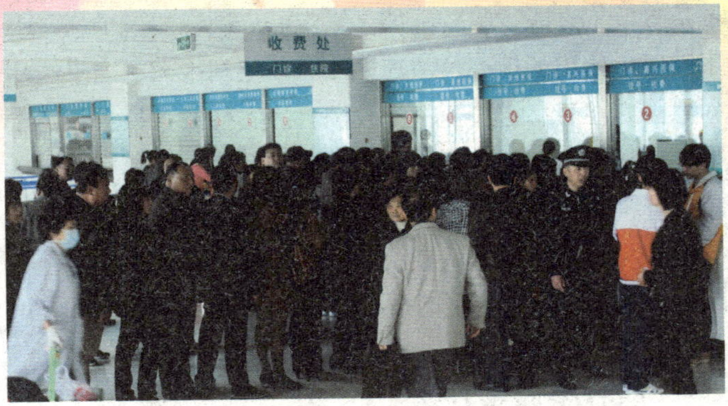

医院收费处

为医疗的费用足够让政府破产。社会捐赠？你看到中国有几个富翁为医院捐过款，谁又会信任那些负责募捐的机构？既然没人承担医院成本，那只有靠看病的人来付钱了。有些政府通过税收调节来“劫富济贫”，医院收入是以病人的间接付钱为主，有些国家是以病人直接付钱为主。

看病到底算不算贵，其实还真是个不好说的事情。

如果我们把看病当做买东西或者是消费，那么和吃饭、买东西来比，这事确实有点贵，不仅仅是贵，而且不包好。问题是你到医院去买的什么呢？如果说买服务，那服务费是不是应该医院定价而不是国家定价？如果说买健康，那么健康值多少钱，生命值多少钱？最重要的是，吃饭穿衣你可以讨价还价，住宾馆你可以根据你的承受能力选择，甚至你可以选择不去消费。但是当你生病的时候，你敢去那些你不信任的医院吗？因此没人会去抱怨飞机的头等舱、宾馆的总统套房贵，但是大多数病人都会觉得大医院的重症监护病房太贵。

中国人感觉看病贵的另一个重要原因是自己直接付的钱确实比较多，从国际上来看，同一疾病的治疗费用中国是比较低的，不和欧美发达国家比，即便和发展中国家比，我们的医生收入水平、医疗服务价格都算低水平。但是，多数国家都有针对穷人的低价甚至免费医院，或者通过缴纳各种保险使自己生病时可以付很少的钱，前提是政府先要构建分级医疗体系（就是你要享受低价医疗，就不能随便选择医院，还需要按照秩序排比较长时间的队）。和过去比，几十年前看病确实很便宜甚至不花钱，但那时医疗水平、医疗设备、医疗条件总体来说是非常落后的，而且老百姓几乎没有什么好的选择，不过当时大家都这样，也就没什么人抱怨了。

目前中国看病费用是不是贵，不好说，收费乱那是肯定的。同样的一个病，不同医院甚至同一家医院的不同医生给出的检查、治疗办法可以差别很大，结果医疗费用差别就大了。这个根本原因出在看病定价上了。我国看病实行按项目定价，十几年不变甚至不断降价，当各种物价不断上涨的时候，看病单个项目的费用（包括药费、很多检查费）在不断下降——你没看错，在下降——可惜下降的是单价，医院为了能生存发展、维持成本，看一个病他们就会做更多的项目让总价逐步上升，至于做多少项目，除了看医生的水平还要看医生的良心了。

医疗保险是什么

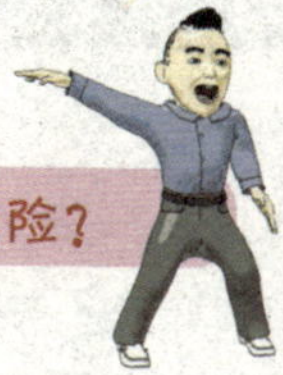

插问 保险是什么，是保证你有危险还是保证你没危险？

保险是一种提供风险保障的措施，简单说，是人在安全的时候拿一些钱出来，当我们自己或者别人发生危险的时候可以得到一大笔钱来渡过难关。

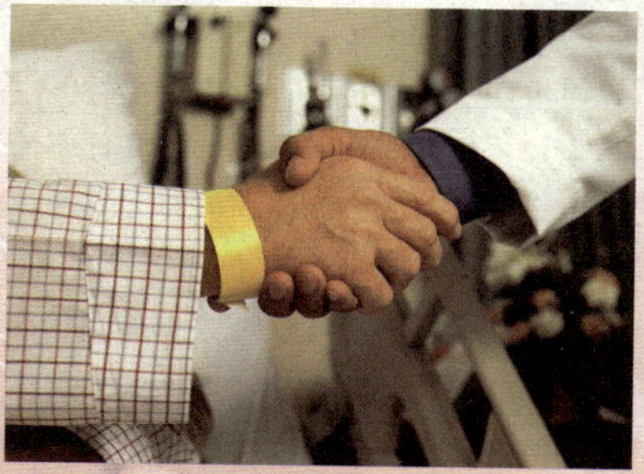

医疗保险就是专门针对看病设计的保险，由于疾病的复杂性和不可预测性，谁要是不幸得了大病，所花费的钱可能是个天文数字，所以这个时候就需要大家来帮助这个病人。但是靠政府直接补助或者依靠社会捐助肯定是不公平、不合理、更不全面的，于是就有了医疗保险这个东东，医疗保险制度是全世界通行的解决看病贵的主要办法。

每一个有职业的人会每月固定交一部分钱，然后他的工作单位或者他老板也会交一部分钱，国家再拿一部分钱，这些钱汇入“职工医疗保险”这个大蓄水池。当他看病产生医疗费用后，由蓄水池给予一定的经济补偿，这样自己虽然也还要付一部分钱，但避免了个人一下承担太大的经济压力。除了上班的人以外，没有单位的人、包括农民，也可以自己缴纳一部分的钱，然后加上政府补贴的一部分钱，组成另一些蓄水池——比如“居民医疗保险”“新型农村合作医疗”等，还有针对特别重大疾病组建的“大病医保”，针对小朋友看病组建的“少儿医保”，这些一个个蓄水池对看病保障起到了重要补偿作用。

但是大家知道，蓄水池里的钱是有限的，如果随便去用，肯定是不够的，这就需要按规定、按比例节约使用。要“我为人人”才能“人人为我”。

有了这样的蓄水池，有人还是觉得自己难以承担自己需要支付的钱，特别是中国，比如农民或者小孩，得了大病，很多人还是觉得看病贵。其实还有一种医疗保险叫做商业医疗保险，不是政府强制购买的，而是平常自己到保险公司这样的蓄水池里去“灌水”——交钱，等到生病后，可以去保险公司报销或者赔偿你一笔钱。遗憾的是，中国的商业保险事业做的不够好，中国人买保险的意识或者说风险意识也比较差，老百姓宁愿买彩票也不愿意买保险，宁愿想着一夜致富也不去考虑自己可能一病暴穷。蓄水池里加水的人少了，想用的时候也就没有水好用了。

在中国看病到底难不难

在中国看病难不难，是和看病贵一样复杂的问题，其实看病难不难是比较而言的，和谁比呢？当然是和世界上其他国家比，和中国的过去比，还有和身边的人比。下面我们分别来比比看。

全世界也只有在中国，看病和选饭店吃饭一样，基本上是你想去哪里看就可以去哪里看病，绝大多数医院的门诊、急诊，你可以自由去挂号看病，从这一点来说，我国看病的自由绝对是世界第一。那这样是不是每个人看病都不难了呢？不一定，就像如果所有人都去最好的饭店吃饭一样，那些饭店肯定要排长队的啊！于是很多人就要骂了，我排队几小时，看病只有几分钟，可就像大饭

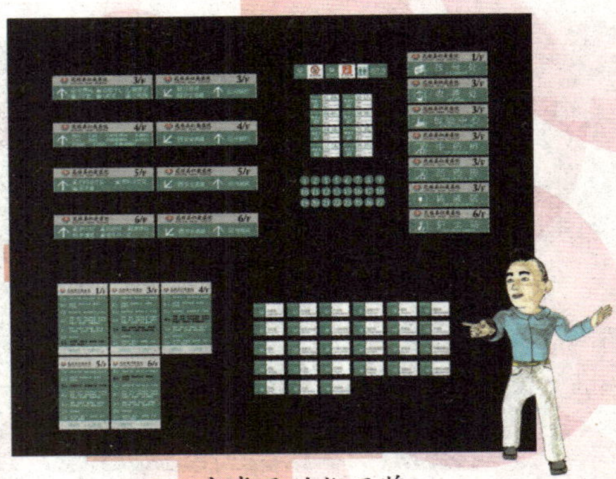

医院中常见的指示牌

店门口排长队的人能怪他们做的菜太好吃吗？

和其他国家相比，排队几小时就能看到病绝对是最快的了。外国看病一般先要找家庭医生，如果疾病比较重，是家庭医生而不是你自己选择预约专科医院或者大医院的医生，这个队伍排上几个月甚至一两年是常见的。而且如果你要预约做个检查，在中国即使是最忙的大医院，最多也就等几天，而在国外完全可能再等几个月，等你排到，可能病都好了或者人已经死了，你要是不想排长队，那就要去昂贵的私立医院了。

和过去相比，我们以前基本是在定点医院看或者身边的医院看，医院是按照人口规模和地域设置的，虽然水平不一定太高，但是看病不算难，由此可见，建立定点医疗、分级诊疗的医疗秩序是解决看病贵的主要办法。

在中国老百姓觉得看病难的主要原因除了好医院太少、好医生太少以外，还有一个重要的原因是他们会和身边的人相比，因为中国人特别喜欢走后门、用特权、凭关系办事，那些原本就很紧张的优质医疗资源可能更多的被有关系、有权的人占用，老实排队的人心里就会更不平衡了。从医疗的公平性来说，中国不幸稳居世界倒数。

所以，中国看病总体不算难，但人人都想去的大医院、不管毛病大小都要找的著名专家那就难了，但不管难不难，最不应该责备的就是大医院和好医生，因为你排队越长，说明他们水平越高、而且工作越辛苦。

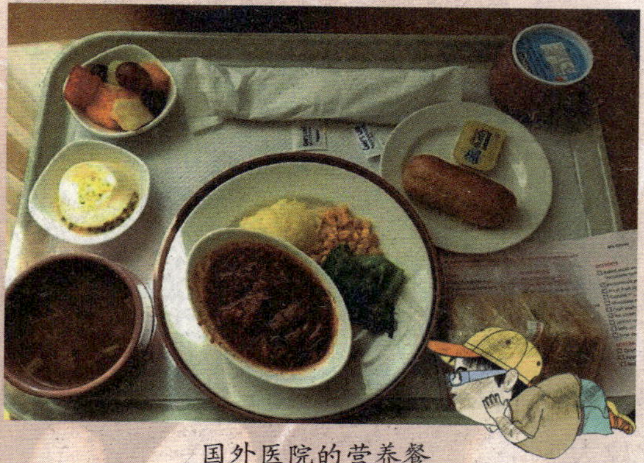

国外医院的营养餐

医院里的营养餐很有营养吗

如果小朋友住过医院，或者家里有人生病住院了，你们会发现在医院里，要吃医院专门为病人做的营养餐。当然，在比较小或者条件相对较差的医院里，医院可能是没有能力提供专门的住院饮食的，只是医生会特别关照病人该吃什么、不能吃什么。

目前我们国家普遍的饮食缺点是过咸、过于油腻、过于精细，这些都是以后患消化道疾病、心血管疾病、代谢性疾病等等的重要诱因。平常医院和医生管不了大家吃什么，但到了医院，医生必须要指导病人进行健康、科学的饮食，所以营养餐不只是医院方便病人的服务，更重要的是它是治疗的一部分。

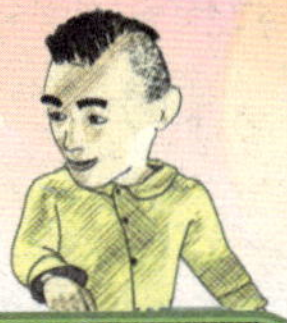

小贴士

小朋友都知道“病从口入”，可你们知道很多疾病都是吃出来的吗？不论是急性胃肠炎还是胆囊炎、胰腺炎，还有糖尿病、高血脂、痛风……可以说很多疾病都和我们的日常饮食有着非常大的关系。

很多疾病，特别是急性消化道疾病，还有做手术前后、做一些重要检查前后，是要严格禁食甚至不准喝水的，这是为什么呢？第一是手术和麻醉的需要，你想想，病人被麻醉了，躺在手术台上做着手术，突然出现呕吐什么的反应，哪怕只是一点水也很可能呛到气管里，那不是要命嘛！第二，腹部的很多疾病，做完手术后几小时甚至几天后病人才会通气——就是放屁，在这之前肠道蠕动是不正常甚至暂时停止的，食物吃下去又不能消化，反而成了病人的负担，会导致疾病加重甚至手术后出现致命的并发症。

医院的营养餐分为哪些呢？有完全是液体状态的流质，有容易消化的半流质，还有低脂饮食、低糖饮食、无渣半流、普食等等，基本是根据病人的病情需要、身体状况等由专门的营养师配置的，比如手术后病人，经历过几天的进食后，一般先从流质开始吃，逐步过渡到半流质、普食等，让病人的肠胃有个适应恢复的过程。大医院里会有营养科和营养食堂，他们会根据医嘱精心配置营养搭配合理、适合病人治疗需要的营养餐。比如在热量上、蛋白质脂肪糖分维生素比例上等等都会精确的计算，所以医院里的营养餐是真正有营养而且健康的。但是营养餐的口味和我们日常饮食是有区别的，常见的例子就是相对比较清淡，对喜欢吃油炸食品、不喜欢吃素菜的小朋友来说肯定是不够满意的，但为了我们的健康，我们必须支持健康饮食。

手术室里

如果说医院是个神秘的地方，那么医院里面的手术室就更神秘了。

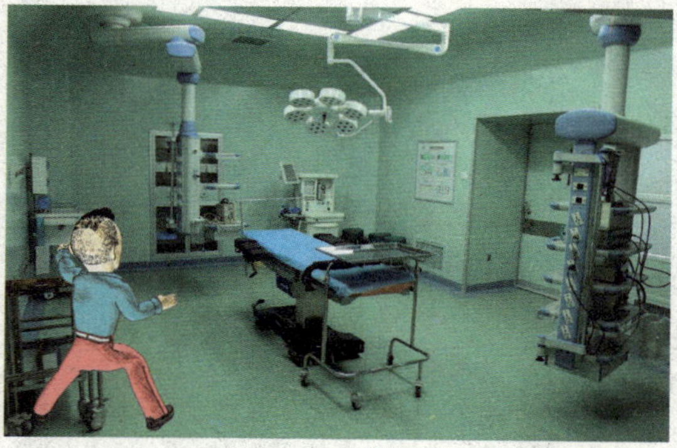

手术室是这样子的

首先，那里的医生都像神秘的蒙面侠——戴着严实的口罩、穿着统一的服装。其次，和医院别的地方不一样，手术室是不能随便进出的，病人躺在专门的床上，由专门的工人推进去后，手术室大门就紧紧地关上了，谁也不知道那扇门后发生着什么。绝大多数病人，出了这扇门，就逐步走向了健康，但是也有些病人，在这扇门后的惨烈搏斗中，没能战胜病魔，可能再也没能醒过来。

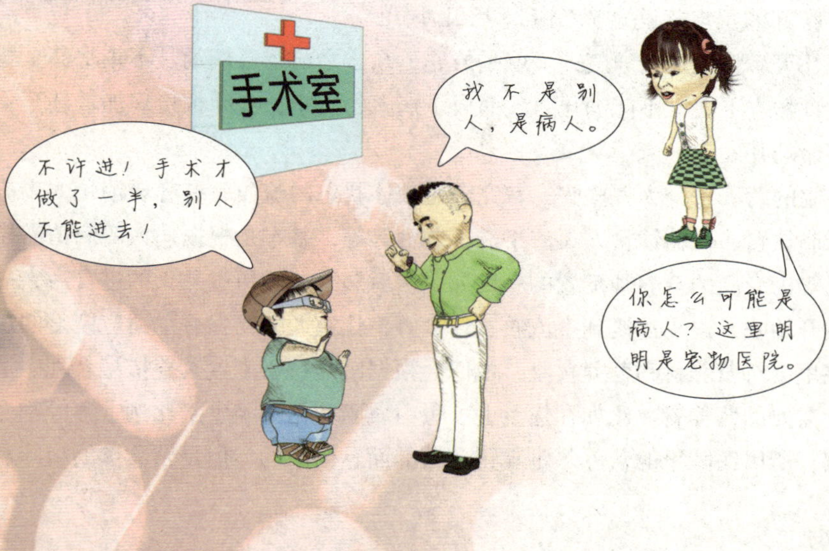
手术室
不许进！手术才做了一半，别人不能进去！
我不是别人，是病人。
你怎么可能是病人？这里明明是宠物医院。

所以，进这扇门前，病人和家属要和医院签订“术前同意书”——很多病人把这看成是生死状，其实，这不是医院或者医生推卸责任，而是真的要让病人家属知道手术的风险——一切皆有可能。当病人做好全身麻醉后，他们的呼吸是靠机器来维持的，操纵这些机器的就是麻醉师，麻醉师是生命的终极守护者，直到手术顺利结束、病人逐步恢复自己的神志、呼吸之前，麻醉师必须时刻监护着病人的生命体征，稍微松懈，病人可能就永远不再醒来。

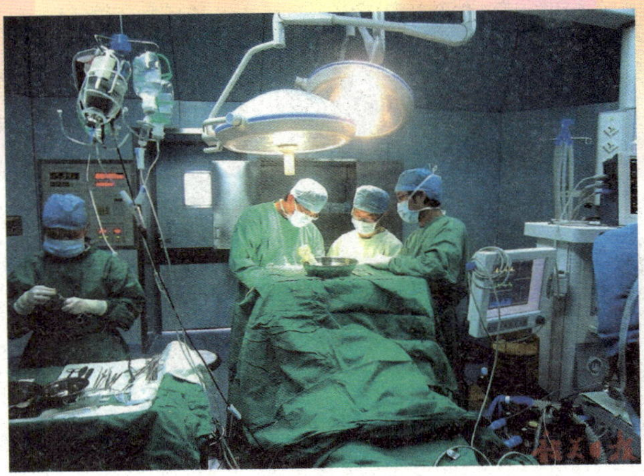

手术进行中

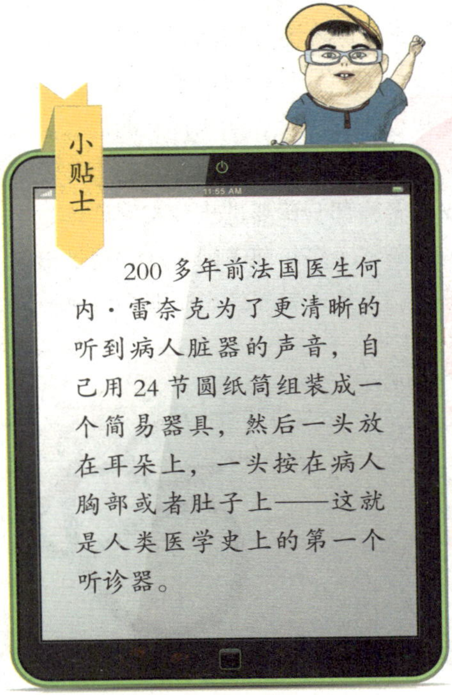

小贴士

200 多年前法国医生何内·雷奈克为了更清晰的听到病人脏器的声音，自己用 24 节圆纸筒组装成一个简易器具，然后一头放在耳朵上，一头按在病人胸部或者肚子上——这就是人类医学史上的第一个听诊器。

神奇的听诊器

中医讲究“望闻问切”，西医宝典是“视触叩听”，其中西医标志性的“听”就是利用听诊器来判断疾病。

今天的听诊器有一个圆圆的金属探头，连接着一根橡皮管子，然后分叉，通过两个金属耳塞一直通到医生的耳朵里。雪白的白大褂配上脖子上的听诊器，感觉医生很有范儿，这就是我们心目中医生的形象。

听诊器的工作原理是什么？怎么能帮

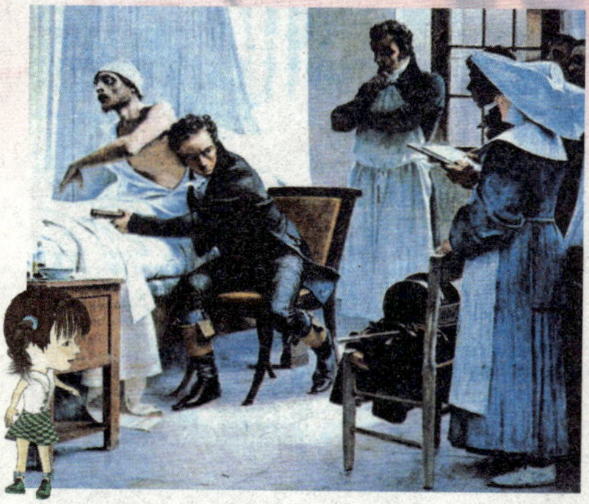
何内·雷奈克：听诊器的发明者

医生诊断疾病呢？其实听诊器就是个声波传输放大器，它利用声波的传输特点，使医生的耳朵聚焦于病人体内的声音并分析判断其中的异常。比如最重要的心脏听诊，通过听诊器医生可以用来听心率、心律、心音、血管杂音等；量血压也离不开听诊器；听诊器还可以用来听肺的呼吸音，辨别肺内病变；可以用来听胎儿的心音；听肠子蠕动的声音，由此来判定手术后肠子的功能恢复情况。由于听诊器应用的范围很广，特别是判别心跳血压等生命体征必备的，所以一般医生都随身携带。白大褂 + 听诊器 = 经典的医生形象。

我们在电视上还经常能看到有人通过听诊器来开保险箱，这是真的吗？理论上，我们可以通过听诊器听到密码锁转动到合适位置后，声音的轻微改变，以此来辨别保险箱的密码，而事实上复杂的保险箱不是简单的齿轮咬合，如果保险箱那么容易就能开，干脆换普通的锁吧。

传统的听诊器虽然比直接贴着病人的肚皮或者胸部听诊要进步和文明许多，但简单的声音放大和聚焦只能对疾病作出模糊的判断，十多年前美国一家公司推出了全新概念的电子听诊器，通过电脑芯片，能够使病人体内脏器发出微弱的生物声放大 14 倍，它不但能够听患者的心跳，而且能够将心脏跳动的信息传到扫描软件上，再通过蓝牙设备传送到医师的电脑中，通过软件分析来协助诊断。听诊器也会伴随着科技的不断进步与时俱进。

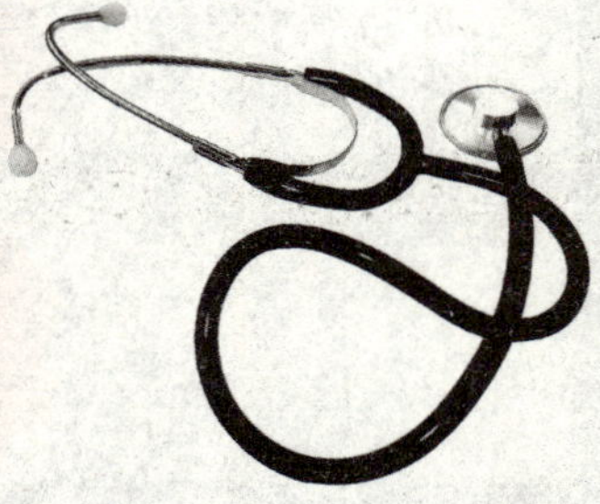
现代听诊器

听诊器由于便捷和便宜至少在医疗资源落后的地区还是医生重要的“常规武器”，但随着现代医学的检测手段逐渐增多，诊断越来越需要更准确的依据，听诊器带来的信息终究过于简单，因而听诊器逐渐被新一代医生弃用。年轻医生由于不常练习，听诊技巧也逐渐生疏，他们更多的依赖先进、准确的医疗检测仪器来诊断疾病，很难说这是进步还是退步。虽然终有一天传统的听诊器会离开医生的脖子，但我相信我们战胜疾病的本领会更强。

手术刀为什么又叫柳叶刀

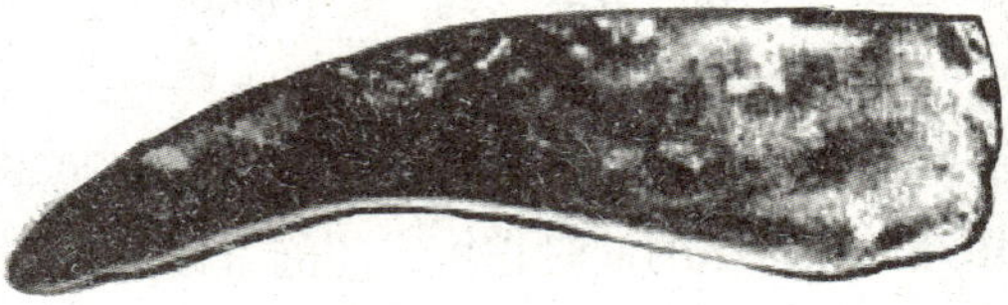

3400 多年前的砭镰

小朋友们见过水果刀、菜刀、指甲刀……但你们见过手术刀吗？知道手术刀为什么又叫柳叶刀吗？小朋友心中最崇拜的医生可能就是拿着手术刀的医生了——这世界上多数的刀是切割物体的，而手术刀是专门切割人体的；很多刀是可以伤害人的，只有手术刀是救人的。

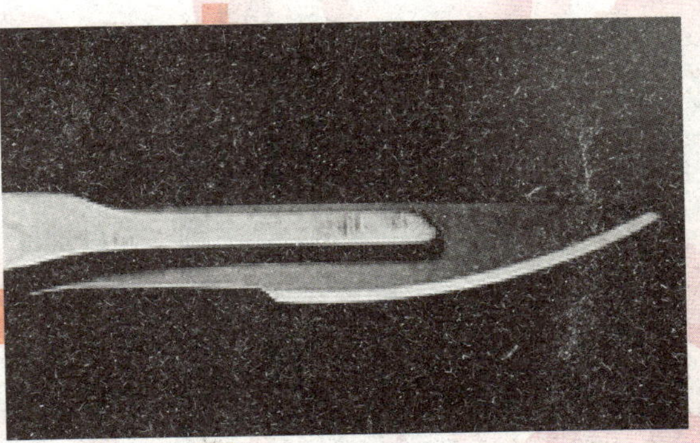

现代手术刀

最早的手术刀也许在几千年前就有了，考古学家发现了中国几千年前就拿石头做的“砭镰”——中国历史威武霸气！在追求锋利与方便的漫长历史中，手术刀从材质到形状不断变化，随着现代外科手术体系的逐步建立，不锈钢材质和柳叶型的手术刀逐渐成了最常见的手术刀，所以又称为“柳叶刀”，因为这种形状的刀刃最锋利、最容易按照医生的意志去划开皮肤，当然根据医生手术的不同还有各种形状的刀。随着医学技术的不断发展，手术刀已经不仅仅局限于金属做的刀片，甚至连刀片都已经不存在——因为从功能上来讲，只要能切割肉体的都可以称之为“刀”。

比如超声刀，它不是靠刀片的锋利来切割，而是将电能转化为机械能，经高频超声震荡，使所接触的组织凝固后被自动切开。它还可以利用超声波极强的穿透力，像聚集太阳能一样将焦点汇集在肿瘤或者病变的组织上，使肿瘤组织细胞膜瞬间破裂，同时高能超声波释放出的巨大能量迅速转化为热能，迅速消灭肿瘤组织。

还有高频电刀，它是利用高频交流电通过人体组织时产生的热效应进行切割和止血，所以它的刀片其实只是一个没有刀刃的薄铁片。

氩气刀是利用氩气光束，当氩气喷嘴接近人体组织的时候，从喷嘴处可以看到电离弧光喷出，是这种“光束”把人体组织切开——和“星球大战”上使用的“光剑”很像哦。

手术刀的不断进化就是医学不断进步的标志，因为传统的手术刀只能起到切开的作用，而各种新型的手术刀不仅能在切开人体组织的同时止血，还能直接杀死肿瘤细胞，保证在人体内切除“坏组织”的时候尽量不伤害周围的“好组织”。未来的手术刀会更加智能，直接指挥刀运行的可能已经是电脑和机器手了，而柳叶刀最终会成为历史。

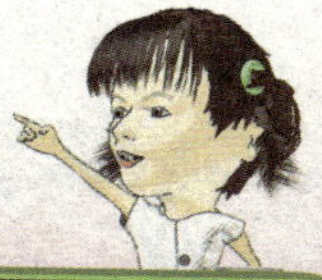

内科医生和外科医生的区别

有个笑话，说古时候有个人不小心被箭射中了，去看医生，医生拿个剪刀把露在外面的箭杆剪断，然后说，我是外科医生，只管外面的，里面的要找内科医生看！这个笑话其实就是个笑话，至少古代还没有内外科医生之说呢，一看就是对医学基本知识无知的人瞎编的。

内科医生包括心内科、呼吸内科、肾内科、消化内科、血液科等等，儿科、神经内科、肿瘤科等医生通常更接近于内科医生。传统的内科医生形象就是拿着听诊器，不断询问病情，然后根据一堆化验检查的结果去诊断、分析疾病，内科医生看病的主要武器就是药物治疗，

小贴士

内科医生和外科医生的区别也是从现代医学体系逐步建立的过程中区别开来的，早期的医生基本都是内科医生，直到现代手术体系的逐步建立和完善，才有了以开刀为主要治疗手段的外科医生。

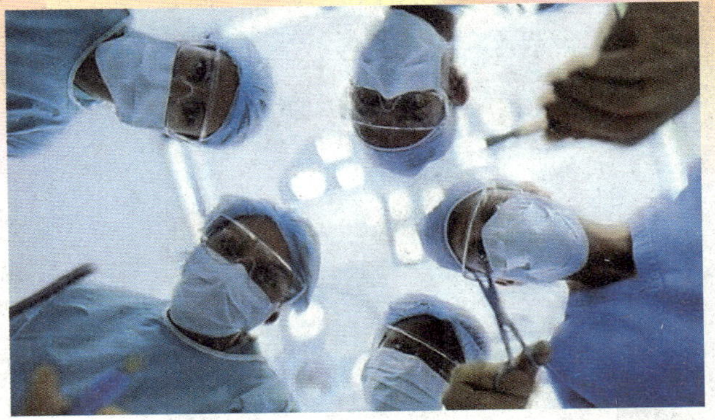

外科医生

当然也有一些物理疗法，输氧、营养支持、输血、支持治疗等。体现内科医生水平最重要的标志就是诊断水平和药物治疗方案的选择。

外科医生是主要对付外科疾病的医生，也就是说需要或者可能需要开刀来解决问题的医生。妇产科、眼科、五官科等医生通常更像外科医生。虽然外科医生也需要听诊器，但是手术刀更能代表外科医生的形象。一般人看来，刀到病除的外科医生更像武林大侠一样，值得人崇拜。

不过内外科医生的界限和分类正在逐渐模糊，近年来，随着医学技术、设备、理念的不断发展，内外科医生早已颠覆了开药医生与开刀医生的传统概念。随着腔镜技术、介入技术等迅速发展，部分技术甚至取代了传统的对人损伤较大的开刀治疗后，我们突然发现内外科医生不太好区分了，现在最优秀的心内科医生往往会做很强的心脏介入手术，消化科医生也会在消化内镜下摘除肿瘤了，而外科医生的综合治疗水平往往比单纯的会开刀更重要了。即使是手术，外科医生也越来越选择对人损伤更小的腔镜（就是在身体外面钻一个或几个小孔然后把器械伸进去操作）来取代传统的开刀了。

有麻醉，开刀一点都不疼

小朋友最可能与麻醉直接亲密接触的是拔牙的时候，每一个初次去医院拔牙的小朋友，如果没有大哭，那你就可以被授予“勇敢者勋章”了。在持续的牙痛时，在面对更恐慌的打麻药时，经过家长长久的威胁、利诱甚至打骂之后，我们不得不接受现实——然后，神奇的事情出现了，不但拔牙的时候一点都不疼，连原来的牙痛也消失了！

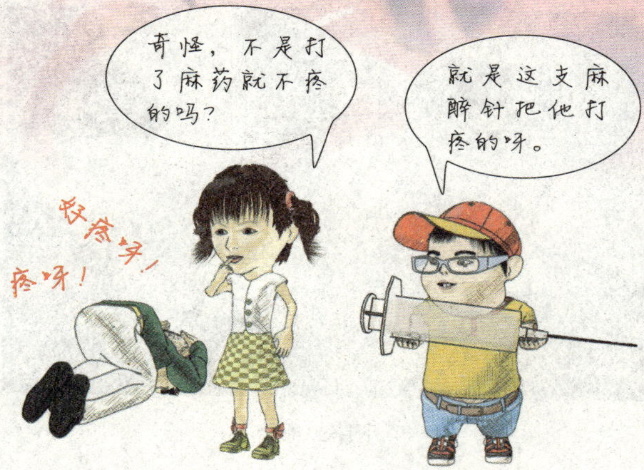
奇怪，不是打了麻药就不疼的吗？
就是这支麻醉针把他打疼的呀。
好疼呀！
疼呀！

其实这真的只是小儿科，除了拔牙，现代医学几乎所有的手术、创伤性检查几乎都离不开麻醉，而历史上制约了外科技术发展的最重要原因其实就是麻醉。

在没有麻醉的时代，截肢或者其他手术通常是把病人绑起来或者拿棍子打晕后实施的——因为手术疼痛造成的伤害甚至比疾病本身对病人的伤害还要大！直到100多年前，无数的医生和科学家经过反复实验，才真正掌握了利用化学药物让人局部或者全身暂时性疼痛的麻醉技术，从此现代医学也真正走入了新时代！

人体为什么会知道疼痛？简单说就是因为我们有以大脑为“司令部”的全身神经系统，有遍布全身能感觉疼痛的“哨兵”——神经纤维末梢，有随时向“司令部”汇报感觉的神经通路，而且“司令部”接收到“疼痛汇报”后会立即指挥全身做出许多保护性反应——比如立即远离导致疼痛的原因、肌肉紧张等等，而麻醉

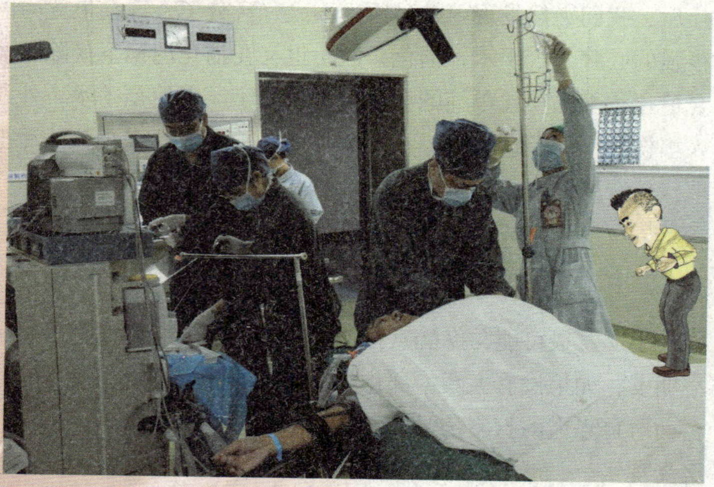
有了麻醉，手术真的一点都不疼

的目的就是让这些神经暂时失去感受或者传达疼痛的能力，这样身体就不会去对抗手术的进行了。

根据手术的需要医生会选择身体受到麻醉的范围，一般分为局部、区域和全身麻醉三种。局部麻醉适用于范围小的手术，比如拔牙，我们甚至可以感觉到医生在做什么，因为被麻醉的只是表浅部位神经纤维里的痛觉纤维。区域麻醉，则是针对神经分支进行的，阻断它向“司令部”汇报情况，失去疼痛的范围一般是身体某一个比较大的区域，比如整只手或是整个下半身。而全身麻醉是让整个人失去所有的意识、感觉，甚至连呼吸都会停止——当然有用机器帮助病人维持呼吸的功能，这时候不要说疼痛了，那真的是啥都不知道了。所有的大型手术几乎都是在全身麻醉的保驾护航下才能够进行。

救护车里到底发生着什么

小朋友知道有一种“呜啊呜啊”发出特殊警报、别的车见了都应该让路、专门救命的车吗？对了，就是救护车。白底、红色或蓝色条纹的面包车，连接着伤病员和医院抢救室的车辆，其实更是连接着生与死的工具。它们的指挥口令是120电话，当人们生重病或受伤了，不能自己去医院，就要通过拨打120呼救，很快，救护车就会赶到，边实施急救边把患者就近送到相关医院，由医院的医务人员接力继续抢救。

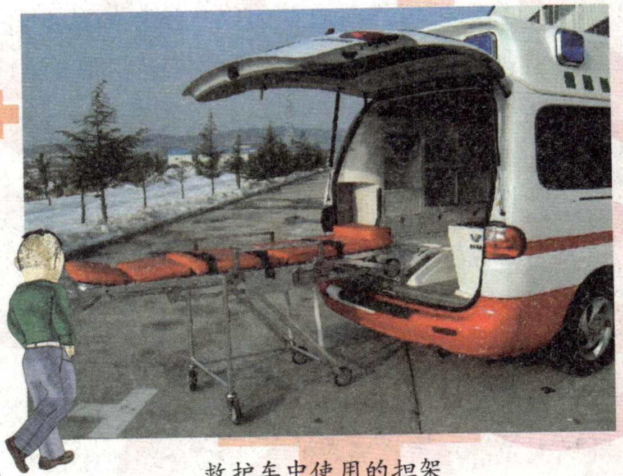

救护车中使用的担架

我国绝大部分地方都已建设了急救系统，120急救电话24小时有专人接听，接到电话后立即派出救护车和急救人员，现场抢救和运送伤病员。从急救的特点来看，城市里因为人口密度大，配置的救护车也多，救护车到场的速度会比较快，农村由于人口不集中，医疗资源不

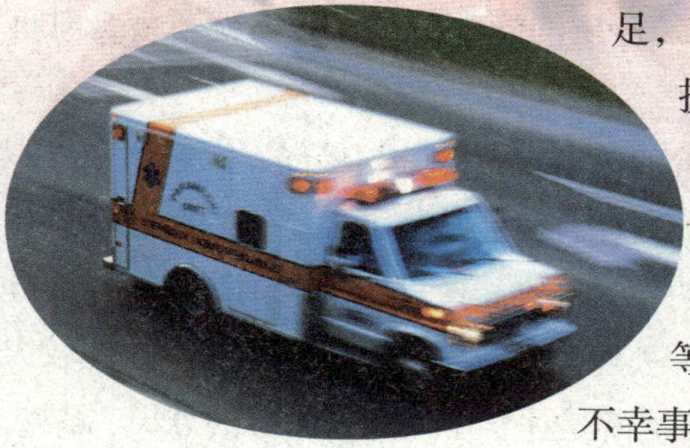

救护车

足，有时还要赶到很偏僻的地方去找伤病员，救护车就回来的慢一些。但近年来由于大城市里堵车太严重了，而且中国不少司机会占用高速路应急通道、不让救护车先行，一些老旧小区内无法进车、地址标示不清等等，导致尽在咫尺，救护车却会延误救治的不幸事件。

救护车里面有什么？它可不是一辆普通的面包车，首先，里面有专业的急救医务人员，救护车上的工作人员都是专业急救人员，连救护车司机都受过专业培训，光会开飞车可不行——速度快了，到了医院却发现病人被你颠的病情更重可不行——他们往往还兼任运送病人的担架员，其次里面有尽可能先进的各种抢救设施和药品，而且它的内部比较宽敞，至少可以让一个成年人躺下，使救护人员有足够的空间去往医院的途中对患者进行救护处理。救护车内可以帮助止血、清洗伤口、预防感染；车上还带着夹板和支架用来固定病人折断的肢体；大多救护车上带有监护仪，可以在前往急诊室的路上监测患者的脉搏和呼吸，这些检测数据甚至可以通过无线电发送到医院；救护车上通常还备有氧气，更高级的还会有便携式呼吸机和心脏起搏除颤器等。

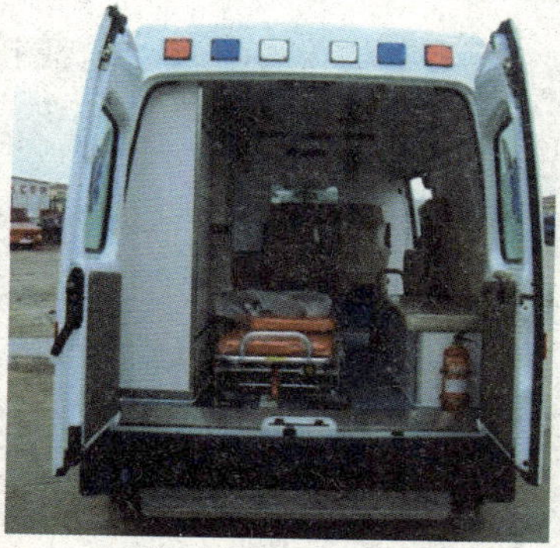

救护车里面是这样子的

高效的救护车服务在交通便利的地区，应该能在紧急呼叫后20分钟内到达现场。可是不是每一次呼叫，救护车都能保证20分钟到位。在中国这个人口非常多的国家，我们的救护车数量还是显得不够，救护车上的司机和医务人员特别辛苦，待遇也不高，职业缺口越来越大。还有就是救护车的不合理使用还很多，有些自私的人并不是很急的疾病也呼叫120，这就造成了救护车的使用浪费，也使得真正需要救护车的病人只能等着。看来救护车的合理使用还要全社会的共同努力和正确认识，只有这样，才能让救护车成为抢救生命的重要守护神。

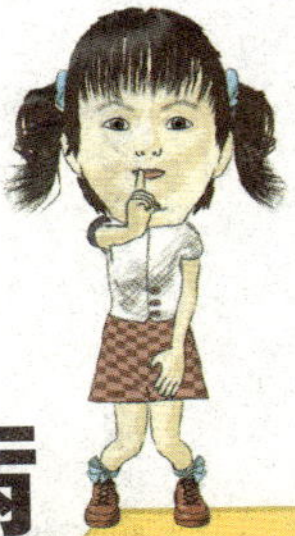

三、身体和疾病

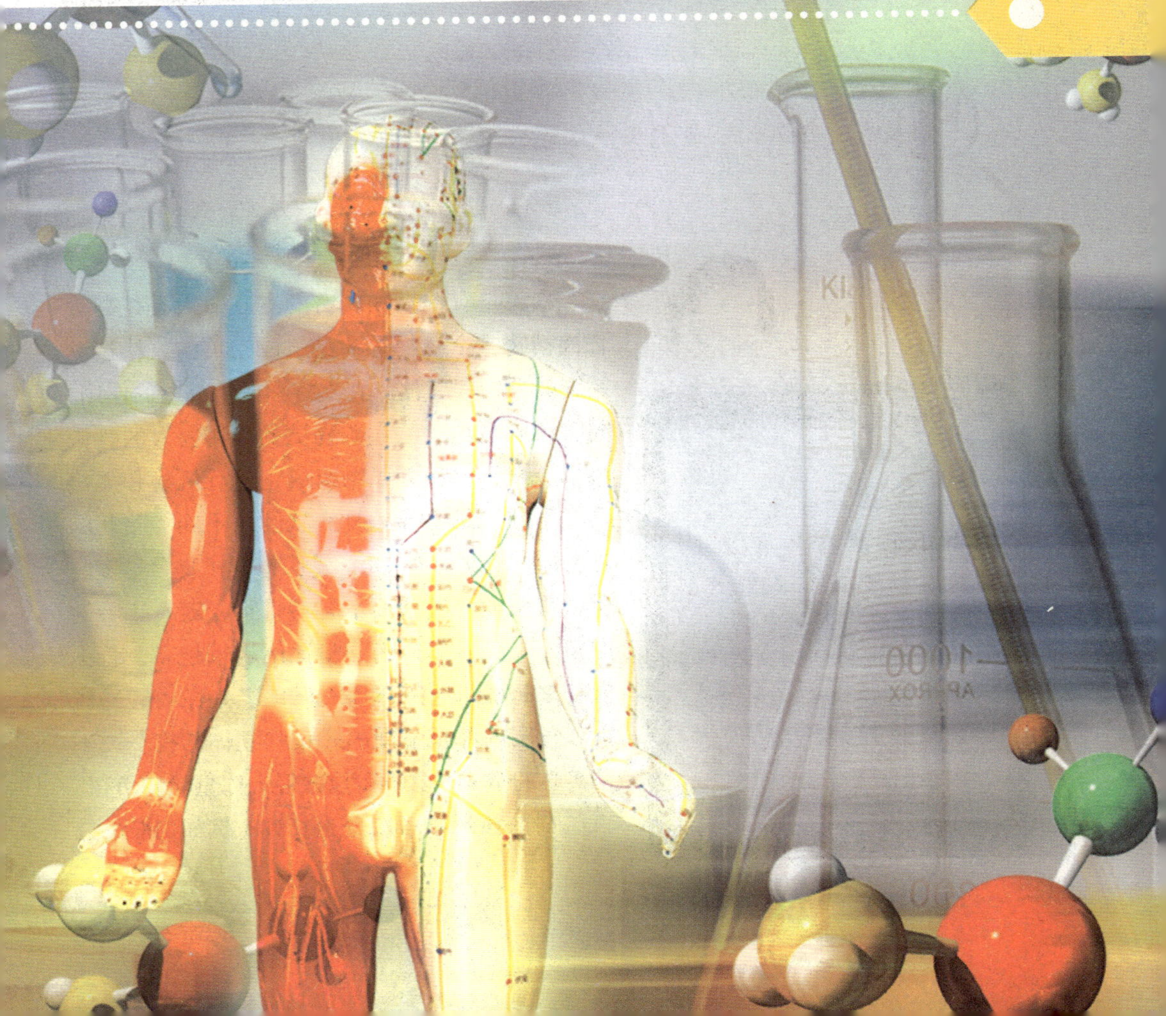

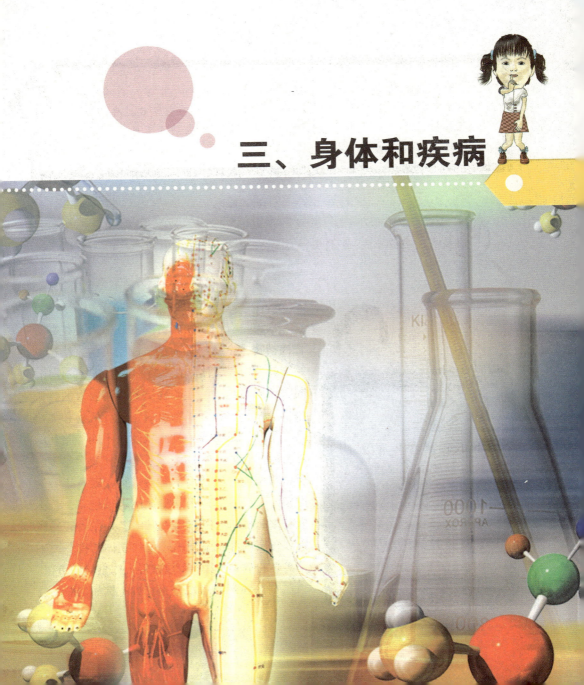

我们只要吃五谷杂粮，就会得各种各样的疾病。其实，生病并不可怕，可怕的是我们对生病的无知——因为无知，有时就会过度恐惧，反而加重了疾病。还是因为无知，有时候会对生病满不在乎，最后，疾病到了无法医治的程度。

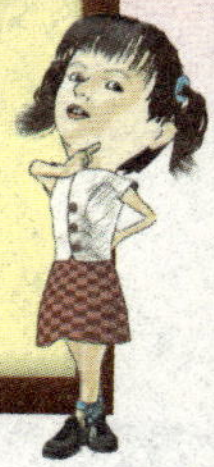

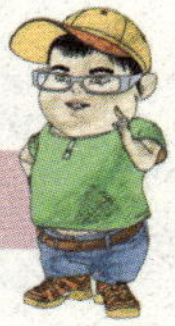

插问 我们怎么知道自己生病了呢？

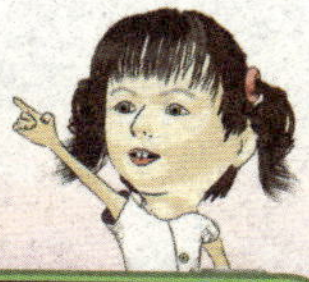

小贴士

成年人全身大大小小的骨头共有206块，但中国人多数只有204块，因为中国人的小脚趾的趾骨只有2节，所以中国人比欧美人少了2块骨头。

我们全身的骨头

骨头是脊椎动物特有的器官，人类是高等脊椎动物，全身的骨头是组成完美的人体运动系统的支柱，起着运动、支持和保护身体的作用，同时还有造血、贮存矿物质的作用。人的骨头由水、有机物和无机物组成，而有机物和无机物的不同比例也导致骨头软硬的不同，胎儿的骨头最初全是软骨，儿童骨头里有机物含量多，所以骨头就比较软而不容易骨折，随着年龄的增长，骨头里无机物含量比例越来越高，骨头就越来越硬也越来越脆，所以老人比较容易骨折。骨头内部是坚硬的蜂巢状立体结构——不是实心的哦——这样可以减轻人体重量和负担。

骨头按形状可以分为长骨（例如四肢的肱

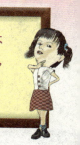

骨、股骨)、短骨(如腕骨)、扁平骨(如肩胛骨)、不规则骨(如脊椎骨)、圆骨(膝盖上的髌骨),按部位可分为颅骨23块,躯干骨51块,四肢骨126(中国人是124)块,还有特殊的6块听小骨。人体最大的骨头是股骨,也就是大腿骨,可以承受几百公斤的压力,最小的骨头在耳朵眼里,比绿豆还要小,是传播声波的重要通路。每个人的每块骨头形状大体是相似的,但每个人骨头大小的差异又很大,这也决定了每个人身高、胖瘦的差异,比如姚明的腿骨就比一般人要长出好大一截。也因此,考古学家可以根据出土的古代人的部分骨头推测这个人生前的身高甚至相貌。

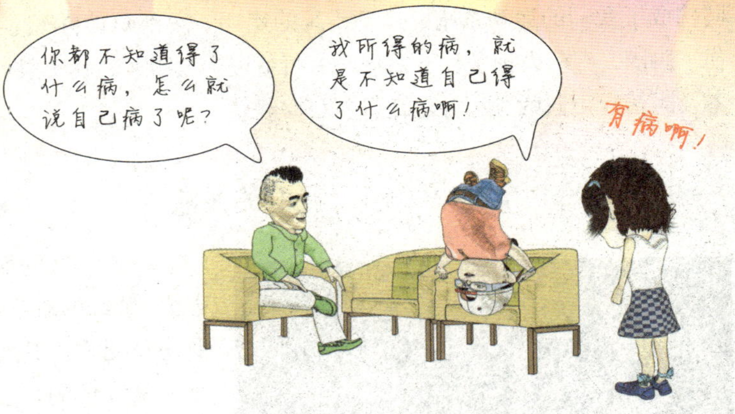
你都不知道得了什么病,怎么就说自己病了呢?
我所得的病,就是不知道自己得了什么病啊!
有病啊!

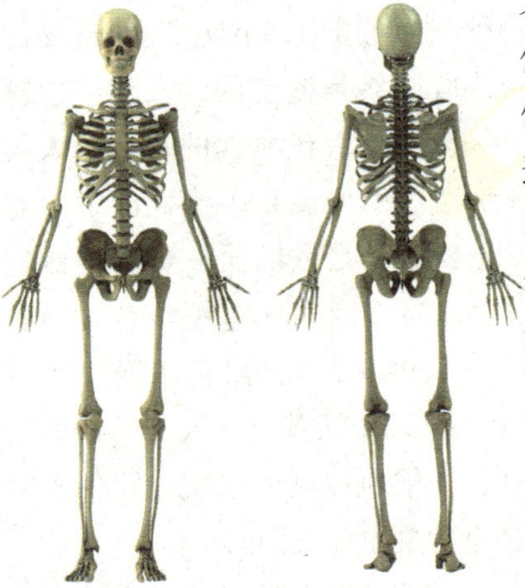

我们全身的骨头

关于骨头,最常见的疾病当然是骨折,骨折了不但会引起疼痛、出血,最重要的支撑和运动功能就减弱甚至消失了,就像树干断了。骨科医生要用各种方法把断了的骨头重新摆好位置并撑起来,最有效的办法是做手术,骨科的手术可不简单,因为每一个骨折都是不一样的,而医生要像艺术家一样把碎裂的花瓶重新复位并尽量恢复原样,有些简单的骨折也可以通过石膏固定来达到康复的效果。骨骼系统其他的疾病还有炎症、肿瘤、畸形、软组织损伤、关节损伤、骨质疏松等等,骨科医生可不只是光看骨头疾病的,骨头、神经、血管、肌肉、软组织等等共同构成了我们的运动系统，运动系统的疾病一般都归骨科医生看。就比如不小心扭伤了脚踝，有些人拍了片子发现没骨折就以为没事了，其实很可能出现韧带撕裂伤，不及时治疗引起的危害并不比骨折好多少。

我们的血液

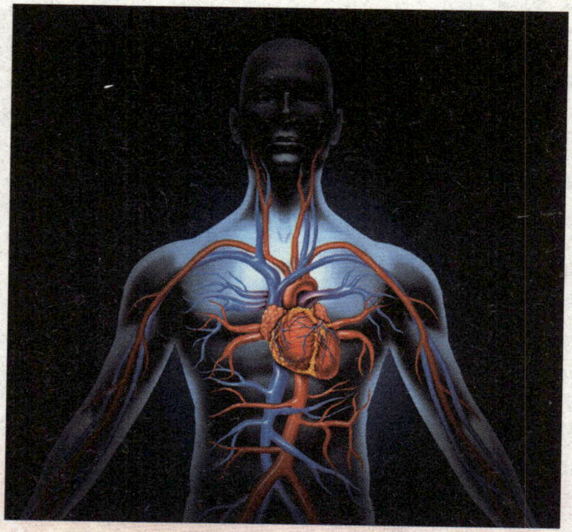
心脏和血管示意图

看到鲜红的血，我们通常会有点害怕。鲜红的血总是让人联想到生命、受伤和死亡。其实并不是所有动物的血都是红色的，比如虾的血液是青色的，蚯蚓的血是玫瑰红的，有种蜗牛的血是透明的，螳螂的血是绿色的，海里有一种叫做“鲎（音hǒu）”的奇怪的动物，血居然是蓝色的。当然，地球人中应该不会有蓝血人的存在。人类血液是红色的原因是因为血液中含有大量主要成分是铁的血红蛋白，血红蛋白含氧量多时血液呈鲜红色（动脉血），含氧量少的呈暗红色（静脉血），血浆主要成分是水，因为含少量胆红素，所以看上去呈透明淡黄色。人类的血型按最常见的分型办法可分为A型、B型、AB型及O型，输血原则上只能在同种血型之间并经过配对实验后才能进行，否则可能造成严重的凝血反应而致命。

我们每个人体内有多少血，而出血多少就会给人体带来危险呢？正常人的血液总量约相当于体重的7%~8%，一个体重约65千克的人，体内全部的血液大概是5千克，健康人一次失血500毫升以下一般没有多大问题，急性出血超过1000毫升，身体就会出现明显不适，超过1500~2000毫升，如果不及时治疗，就会有生命危险了。

血液由血浆和血细胞组成，血细胞又包括红细胞、白细胞和血小板三类细胞。红细胞平均寿命为120天，白细胞寿命为9~13天，血小板寿命为8~9天。但人体会不断生产新的血细胞来补充。红细胞主要功能是运进氧气运出二氧化碳，白细胞的主要功能是杀灭细菌，抵御炎症，参与体内免疫发生过程，血小板主要在体内发挥止血功能，而任何一处出现问题，就会引发血液系统疾病。

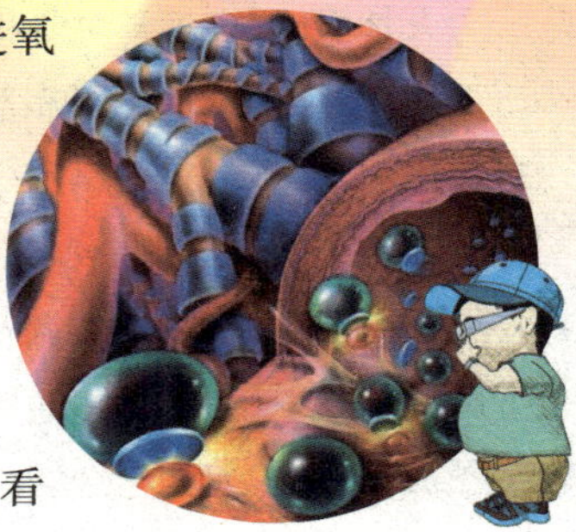

血管

除了外伤出血需要我们到医院急诊去紧急处理外，还有一些血液系统的疾病我们通常要到医院的血液科去看病，最常见的血液系统疾病是贫血，不过光贫血就分为青春期贫血、缺铁性贫血、溶血性贫血、地中海贫血、巨幼红细胞性贫血、再生障碍性贫血等等，要经过一系列的检查确诊后采取不同的针对性治疗才有用。另外还有被称为“血癌”的白血病，人类的各种癌症中，白血病是为数不多的好发于小孩和青少年而不是老年人的。随着医学技术的不断进步，很多类型的白血病已不再是不治之症，经过及时治疗已经可以被医生完全控制了。

肌肉和“肥肉”

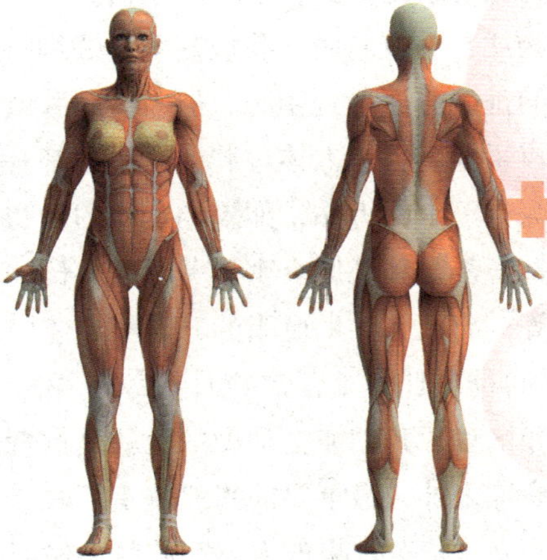

女性肌肉结构图

我们每个人的身材千差万别，有的人身材匀称，有的人是“肌肉男”，有的人是大胖子，为什么我们的身材会差别这么大呢？其实影响身材最主要的就是我们身体里肌肉和脂肪的比例，那么，肌肉和“肥肉”到底是怎么一回事呢？

人体内的肌肉有三种，骨骼肌——可以在我们的控制下运动，平滑肌——主要位于内脏器官里，可以伸缩好几倍，但不能被我们的意志控制，心肌——心脏特有的可以自主颤动的肌肉。我们平常所说的肌肉其实是指骨骼肌，所谓的肌肉男，就是通过锻炼，使得四肢和躯干的很多肌肉丰满，棱角分明。

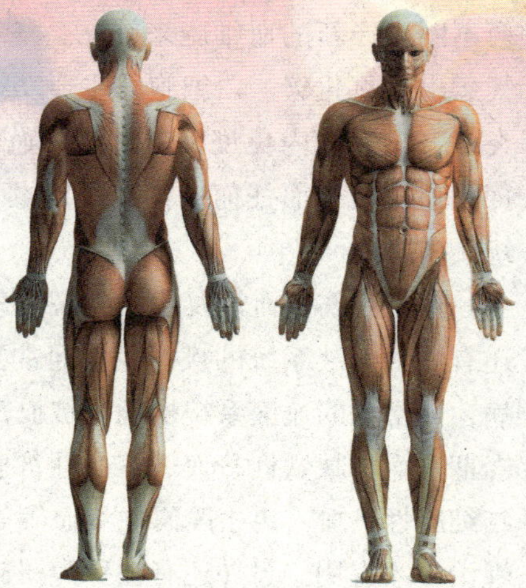

男性肌肉结构图

人体共有600多块骨骼肌，构成了运动系统的主力军，我们靠肌肉的运动来控制人的各种行动，坐、行、跑、跳、哭、笑、睁眼、吃饭、喝水……都离不开身体一组或者几组肌肉的协调运动，一旦这种协调失控了——比如抽筋时——我们就会很恐慌，因为发现自己居然无法控制自己的身体了。肌肉是由很多肌纤维组成，当肌肉用力时，这些肌纤维就会收缩，像钢缆一样带动身体动起来，大部分骨骼肌可以通过锻炼变得发达，运动员的肌肉就比普通人要发达的多，我们要坚持合理的锻炼，让肌肉能满足我们身体健康和生活、运动的需要，但是也并不是肌肉越多越好，因为良好的运动能力除了某些肌肉的发达之外，还需要合理的肌肉分布、肌纤维的类型、神经系统的反应、肌肉群的协调等等。

脂肪是人体另一个重要组成成分，不要以为脂肪就是肥胖，就是坏东西，其实脂肪是人体必不可少的组成部分和储备能量的物质，没有脂肪，我们甚至没法维持自己大脑的活动、没法维持体温。所以，不好的是肥胖而不是脂肪，但因为肥胖就是因为体内脂肪过多引起的，所以脂肪也被连累了坏名声。人体过胖或者过瘦都是不健康的表现，那么，怎样的脂肪比例最合适呢？医生告诉你，如果你身体的脂肪率超过30%，那就要注意减肥了。因为太多的疾病都是和肥胖有密切关系的，比如高血压、高血脂、冠心病、糖尿病、胆结石等等，而且肥胖和血脂的升高会给体内血管系统留下太多垃圾，引起中风、心肌梗塞的可能性比体重正常的人要高好多倍。

影响人体体型的三大原因是遗传、内分泌和饮食，我们能主动做的也就是饮食了。控制身体不要那么多肥肉，除了加强体育锻炼之外，最重要的当然就是管好自己的嘴巴了，喜欢油炸食品和零食、多吃荤、不喜欢蔬菜水果的人，脂肪就偷偷而坚定的在我们的身体内埋伏起来，日积月累，一个胖子就练成了。胖子除了形象不佳外，确实也给生活带来很多不方便，爬个楼梯都气喘吁吁的人如何做成大事？而且肥胖还给健康带来那么多危害，所以，知道该怎么做了吧。

皮肤是我们的保护神

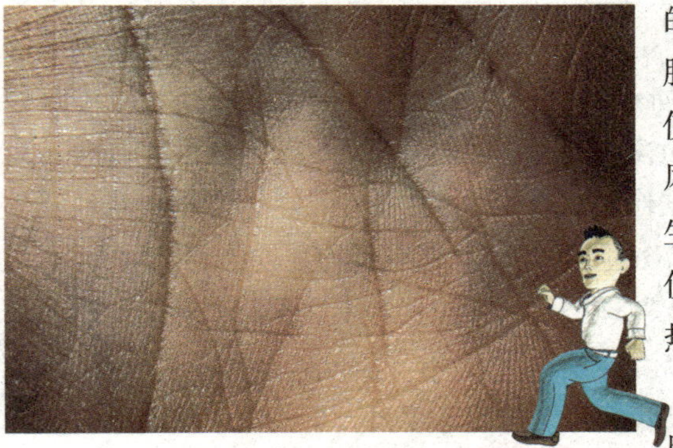
健康的皮肤

皮肤是覆盖于我们全身最外面的一层结构，是最大的人体器官。皮肤是我们重要的保护神，它不但可以使我们身体内各种脆弱的组织免受风吹雨淋日晒，还能拦阻各种病原微生物对我们随时可能发动的侵袭，不仅如此，皮肤还承担着排汗、感觉冷热和压力的功能。

不要小看薄薄的皮肤，人体的皮肤如果全部加起来，要占全部体重的 5% ~ 15%，展开后总面积达到 1.5 ~ 2 平方米，人身上最厚的皮肤在足底部，厚度达 4 毫米，最薄的皮肤是眼皮上，只有不到 1 毫米。因为有皮肤的存在，我们人体内环境才能保持稳定，同时皮肤还参与人体的代谢过程。现代人的皮肤有白、黄、红、棕、黑色等，这就是人种的区别，我们中国人属于黄种人，但即使同一人种，甚至同一个人，身体不同部位皮肤的颜色差异也很大。

人和高等动物的皮肤由表皮、真皮、皮下组织三层组成。皮肤由于肩负着保护人体的重任，所以她是非常敏感的，无数个“哨兵”——神经系统的感觉器——就藏在皮肤里，分布感受冷、热、疼痛、触觉等等，皮肤又是受神经系统指挥的战士，当她受到冷、热、疼、情绪变化等机械性或化学性刺激时，她会马上让皮肤血管收缩和舒张、立毛肌收缩、汗腺分泌等等，现在知道为什么你害怕或紧张的时候会手心出汗了吧。皮肤最外层的是表皮，决定皮肤颜色的黑色素细胞就位于表皮里的基底层，表皮损伤是不会出血和疼痛的。成年人健康的肌肤大约每 28 天就会完成一

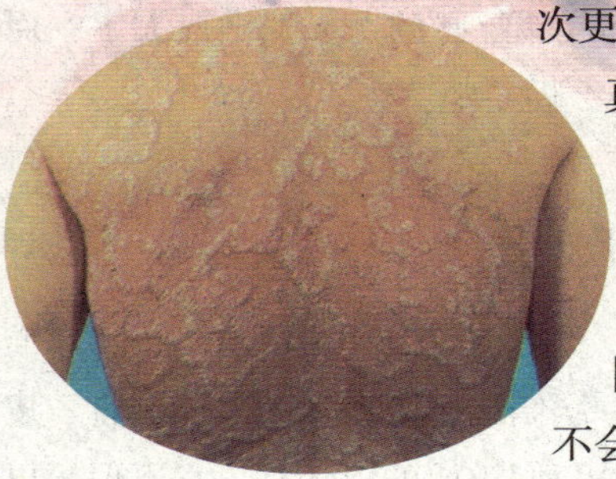

这是得了牛皮癣的皮肤

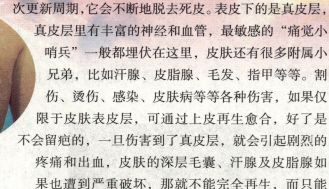

次更新周期，它会不断地脱去死皮。表皮下的是真皮层，真皮层里有丰富的神经和血管，最敏感的“痛觉小哨兵”一般都埋伏在这里，皮肤还有很多附属小兄弟，比如汗腺、皮脂腺、毛发、指甲等等。割伤、烫伤、感染、皮肤病等等各种伤害，如果仅限于皮肤表皮层，可通过上皮再生愈合，好了是不会留疤的，一旦伤害到了真皮层，就会引起剧烈的疼痛和出血，皮肤的深层毛囊、汗腺及皮脂腺如果也遭到严重破坏，那就不能完全再生，而只能依靠瘢痕修复，烧伤的度数就是根据伤及皮肤的哪一层而定的。人类的皮肤具有一定程度的自我修复功能，但是如果创伤过深过大，人的自我修复功能就无能为力了，需要植皮手术来帮助我们重新构建皮肤保护层，而植皮并不是都能成功的，这就是为什么严重烧伤或者烫伤的病人很难治愈。

无论中西医，通过观察皮肤诊断疾病都是重要的手段，中医的望诊和西医的视诊中，都非常重视对皮肤的观察。确实，从皮肤上就可以看出很多身体内部的疾病，例如一个人在畏寒、发热、恶心、腹痛、乏力后，忽然出现眼睛和皮肤发黄，很可能是患上了急性肝炎。皮肤颜色黝黑，面部眼睛周围发黑，是慢性肝炎、肝硬化和肝癌等患者肝功能严重损害的一个重要特征。皮肤上出现一个形状像蜘蛛的红色血管痣，要警惕肝脏疾病和肝功能的变化。皮肤自身的疾病种类繁多，可以说每个人这辈子都难以避免得皮肤病，常见的皮肤病有各种皮炎、牛皮癣、疱疹、疤痕、癣、青春痘、毛囊炎、斑秃脱发、鸡眼、雀斑、汗疱疹、湿疹、灰指甲、皮肤瘙痒等等，好在绝大多数皮肤病没有生命危险，很多皮肤病是可以自己愈合的，但是皮肤病由于往往生长在外表，会严重影响形象和我们的心理，而一些瘙痒等顽固性症状更会给我们带来很大的烦恼，所以，各种皮肤美容、整形类的医院越来越多，而各种化妆品、美容院等也层出不穷，不过既然皮肤承担着保护我们的重任，一旦出现问题，最好还是去正规医院检查和治疗。

牙齿是这样的

我们小时候长的牙叫“乳牙”。大约从六岁左右（喜欢吃糖把牙吃坏、提前拔牙之类的不算）乳牙逐渐自然脱落，再次长出的牙叫“恒牙”。因为理论上这副牙要陪我们到老，共32颗，其中最里面上下左右共4颗又叫智齿，是在成年以后才逐步长出，有一些人的智齿可能一直没长出来，那么一直到老也只有28颗牙齿。恒牙是人的最后一副牙齿，恒牙脱落后，脱落的地方将不会再有新牙齿长出来，要补齐这套重要的“武器”只能去找牙医帮忙了。所以我们一定要保护好自己的牙齿，没有好的牙齿，我们怎么能享受那么多人间美味呢？

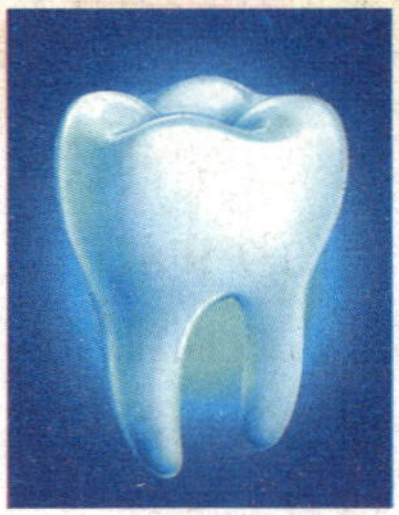

牙齿

牙齿可不光是吃东西时派用场，还能帮助发音，掉牙的小朋友都有过说话牙齿漏风的经历，牙齿对长相也有很大影响——牙齿和牙槽骨的结构决定了脸的下半部分的基本形状，会使人的面部和唇颊部显得丰满或凹陷。讲话和微笑时，一口整齐而洁白的牙齿，马上会给别人留下健康美丽的好印象，如果牙齿稀疏不齐，发黄发黑，再漂亮的人也要扣去很多分数了。如果一个人牙齿缺失太多，脸颊会明显凹陷，局部皱纹会很深，人就显得苍老、消瘦。所以，人们常把牙齿作为衡量健美的重要标志之一。

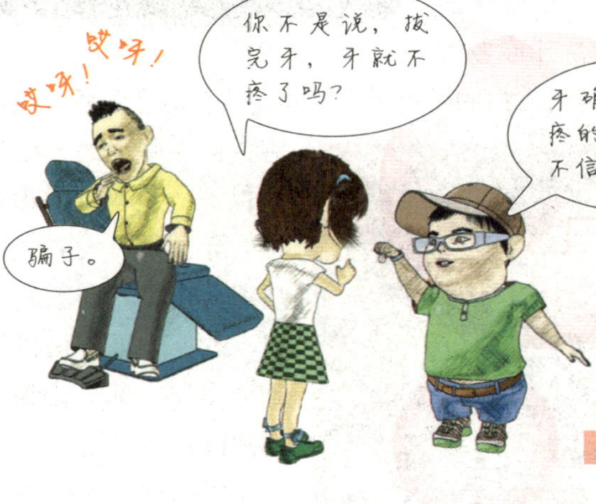

牙齿表面的牙釉质是人体全身最坚硬的部分，牙齿一旦生出之后，牙釉质就不

再更新了，所以会损伤釉质的东西我们要尽可能避免。为什么多吃糖对牙齿不好呢？其实不只是糖，很多零食，特别是那些含糖分高的——糖果、甜的饮料、蛋糕或者酸性食品，里面含有的糖和酸性物质都会转化为酸，而酸是破坏牙齿表面釉质的罪魁祸首，像腐蚀剂一样逐步损伤我们的牙釉质，增加龋齿的危险。小朋友留意一下周围，那些牙齿一塌糊涂的小朋友往往就是特别喜欢吃糖或者零食的人，而且往往不喜欢刷牙和漱口。每次吃完东西，食物的残渣会残留在牙齿的表面、缝隙中，由于口腔里有大量的细菌，这些食物碎屑加上口水是细菌繁殖的温床，很快口腔里就会出现异味，所以每次吃完食物之后都要认真的漱口，早晚要认真仔细的刷牙。有人说我可以定期洗牙或者做牙齿美白啊，但频繁洗牙或者各种牙齿美白的手段都不可避免的会对牙釉质造成损害，失去坚硬的牙釉质的保护，牙本质就暴露了，牙本质可没有牙釉质那么威猛，无论是冷、热、酸，如果直接接触到牙本质，都会让我们感到极其的痛苦。

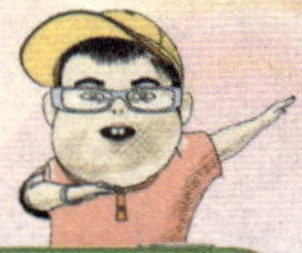

小贴士

我们每个人，一生中先后长两次牙，第一次大约在出生后8~9个月开始陆续长出，到两岁左右逐渐出齐，共20个。第二次长出的牙叫做“恒牙”，共32颗。

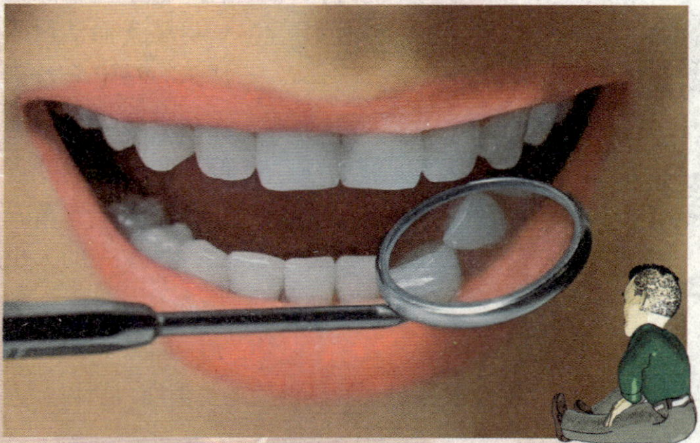

一口整齐而洁白的牙齿，会给别人留下健康美丽的好印象

俗话说，牙疼不是病，疼起来要人命。牙齿如果生了病，就要找牙医了，常见的牙齿疾

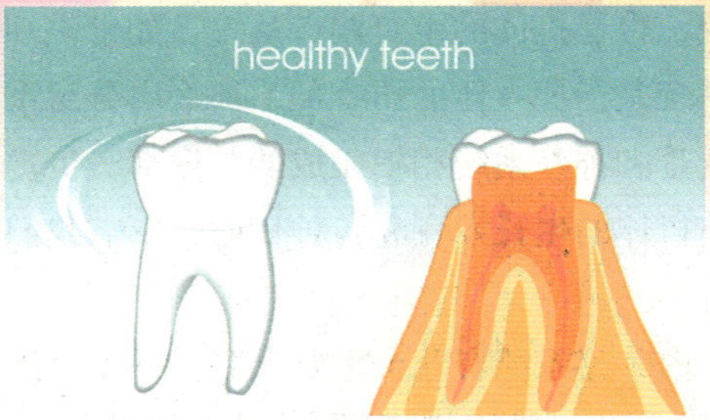

牙齿的结构图

病有牙龈炎、牙周炎、龋齿等等。总之，多数牙齿的疾病和炎症或者损伤有关系，因为口腔里的细菌，加上牙齿要接触太多的东西，很容易引起牙齿周边组织的感染。如果普通的抗炎治疗没有效果，那就要做一些牙周的小手术甚至拔牙了，很多小朋友可能都有过拔牙的“恐怖”经历，其实在麻醉下，拔牙并没有想象的那么害怕。

但拔牙虽然简单，如果恒牙被拔，是不能再长新牙的，只好装假牙了。最早的假牙无论是金属或者合成材料的，要每天拿出来清洗，睡前还要取下，很不方便，随着科学技术的进步，后来逐渐出现了烤瓷牙，现在更是有了种植牙技术，基本和原来的牙齿功能很接近了，也不用每天拿上拿下了，不过做假牙的过程还是比较麻烦的，所以保持自己牙齿的健康比做假牙更重要。

我们的成长、发育与衰老

说起我们的生长、发育和衰老，离不开人体一个非常重要的系统—— 内分泌系统，内分泌系统到底是什么，我们经常听到的内分泌紊乱是怎么一回事？内分泌系统其实是控制人体很多功能的一套指挥

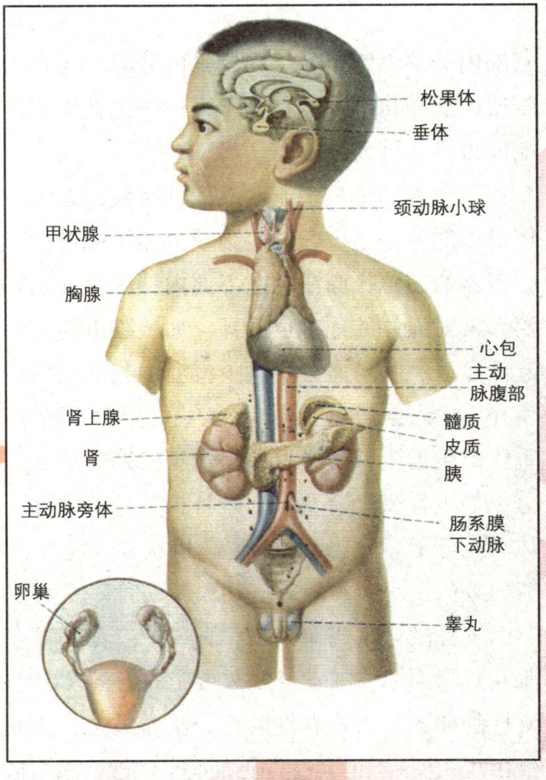

内分泌腺概观

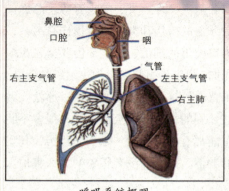

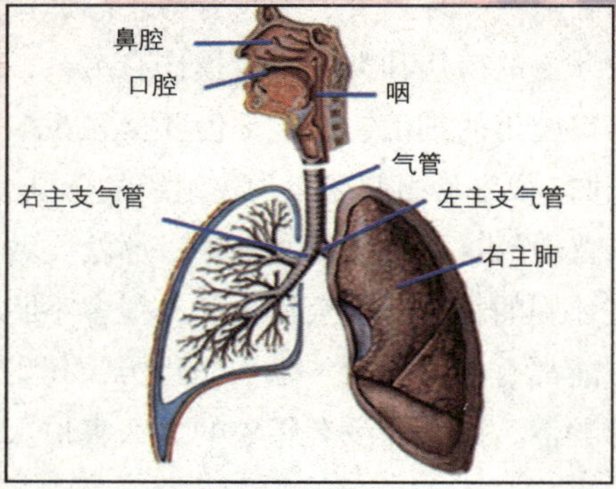

呼吸系统概观

系统，也是机体的重要调节系统，如果说神经系统是指挥人体的司令部，那么内分泌系统就是和神经系统相辅相成的参谋部，负责调节机体的生长发育和各种代谢，影响我们的行为。

内分泌系统有几个重要堡垒——内分泌腺，脖子前面的甲状腺、肾脏里面的肾上腺、大脑里的垂体和松果体、肚子里的胰腺、胸部的胸腺、男性和女性的性腺等都是重要的内分泌腺，还有像游击队一样分布于其他器官的内分泌细胞组成。无论是内分泌腺还是内分泌细胞都会分泌高效能的生物活性物质，此种化学物质称为激素——也就是荷尔蒙，激素虽然数量很少，但对人的影响能力可是巨大的。

当激素分泌过多或者过少的时候，人体就会出现内分泌失调，内分泌失调对身体健康的危害是极大的，会使身体不能进行正常的生长、发育、生殖，甚至不能进行正常的新陈代谢活动。不同内分泌腺分别制造不同种类的激素，任何一种激素分泌异常对人体的危害也各异，如胰腺里的胰岛发生了病变，胰岛素分泌过多就会引起低血糖，胰岛素分泌过少就会引起糖尿病。甲状腺产生甲状腺激素过多就会出现甲亢，病人会消瘦、怕热、心慌，甲状腺激素产生过少就出现甲减，人会变得淡漠。垂体产生的生长激素过少，幼年时期如缺乏，会导致侏儒症，身高甚至不到 130 公分；如生长激素过剩，则全身长骨过度发育，形成巨人症，能长到两米多高。如垂体功能低下，又会进一步影响甲状腺、性腺、肾上腺，出现生长发育受阻、体力差、智力差的呆小症。缺乏抗利尿激素时，发生多尿，称为尿崩症。

男性激素又叫睾丸酮，青春期后分泌增多，男孩就会出现长胡子、长喉结，性腺及其附属结构的发育让男孩变成了男人，当然也会伴随着青春痘增多之类的烦恼。女性的卵巢进入青春期后可分泌卵泡素、孕酮、雌激素等，于是乳房开始发育、月经出现，女孩子也会变得更加美丽。雄性激素或者雌性激素分泌紊乱，不但影响发育，更会影响生殖，许多不孕不育的疾病重要原因就是内分泌问题。

随着年龄的逐渐增长，有些激素的分泌会逐渐减少，比如雌激素或者睾酮，于是人也逐渐的衰老，这就是人体的自然规律。

出汗与健康

人体汗液的98%～99%的成分是水，还有少量的盐分、尿素、乳酸、脂肪酸等，所以汗水是咸的，身上汗多了不及时清理，会有汗臭或者感觉油乎乎的。

插问

汗到底是什么，和水有什么不一样呢？为什么人热了会出汗，人紧张的时候也会出汗呢？

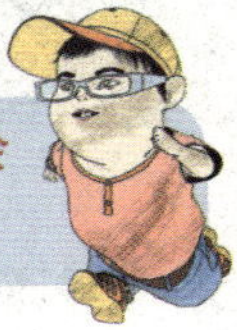

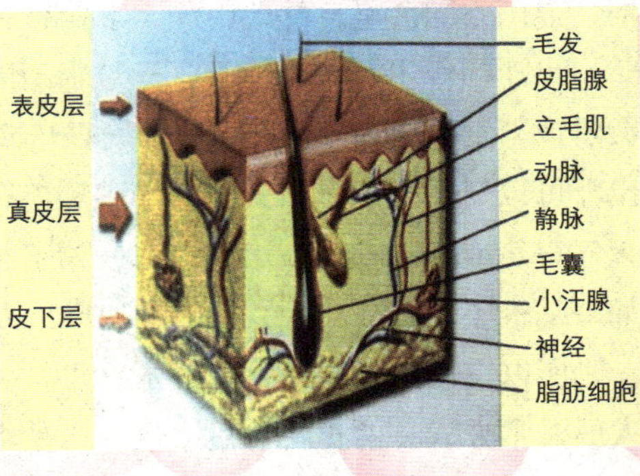

皮肤的解剖结构模式图

汗水不是哪里都会冒出来的，是由汗腺分泌出来的，所以只有分布着汗腺的地方才会出汗，而且汗腺越发达的地方就越容易出汗，人类的前额、颈部、躯干前后、腰部、手背及前臂等部位汗腺最多，其次为身体侧面及四肢大部分，手掌心和足底汗腺分布最少——有人说不对啊，我手心最容易出汗。这就要说说出汗的种类了，当外界气温很高，或者我们运动后体内产热增加引起的出汗叫做“显性出汗”。当然还有你没感到出汗的时候，身体也会少量排出汗液，叫做“隐性出汗”，正常人24小时内不知觉蒸发约600～700毫升呢。这两种出汗都和热刺激有关，出汗的多少也是按照汗腺分布多少而定的。还有一种出汗和天气热不热没关系，当精神紧张或痛觉刺激会引起“精神性出汗”，发汗主要见于手掌、足趾和腋窝，精神性出汗从刺激到发汗的只有几秒到十几秒，无论紧张、恐惧、兴奋，神经冲动从大脑皮质迅速传递到手掌小汗腺部，

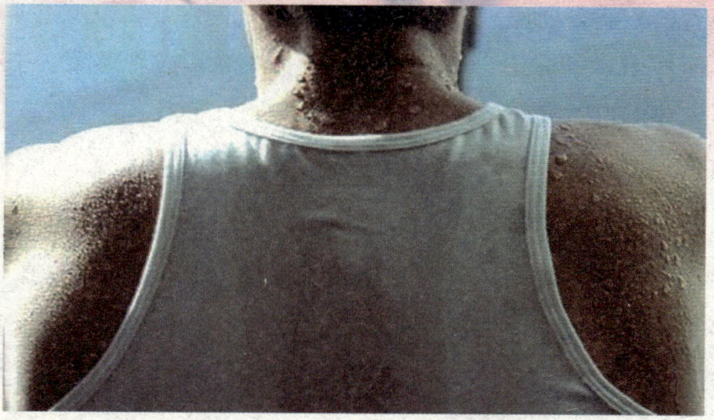

出汗

有一种叫做“去甲肾上腺素”的激素浓度迅速升高，小汗腺立即加强分泌排泄，就产生手掌出汗，这和有人遇到特殊情况会脸红的道理差不多。

还有一些特殊的出汗和健康无关，反而和生病有很大关系，比如肺结核浸润期患者或者其他一些身体虚弱的人会发生“盗汗”，一入睡就出很多冷汗，醒后反而不出了，中医认为多因阴虚而致。还有一种叫“自汗”，患有佝偻病的孩子及甲亢的患者因为肺气虚弱、卫阳不固会不自觉地出汗，常伴有乏力、气短、畏寒等阳气虚损的症状。

出汗的作用是调节体温，学过物理的人都知道，蒸发是散热的重要方式，出汗会迅速带走体内过多的热量，天气很热或者运动后血液循环会加快，体温就会升高，出汗可以使体温下降，天冷时汗腺和毛孔就收缩，锁住水分，防止体温散失。如果天气很热或者运动后不出汗，那就糟了，大量的热量积聚在体内会产生什么后果？如果是机器，就会摸上去很烫，如果是人，那么不是中暑就是发烧了。

所以说排汗系统是我们身体的“空调”，按照中医的说法，天热出汗是一种排毒，人的排毒方式有两种：一是小便，二是出汗。而出汗不但有利于人体的新陈代谢，还有利于经络平衡和免疫系统的健康。如果老憋着不出汗，时间长了，皮肤就不会呼吸了，最后就会造成很多人体代谢系统的紊乱，并且把这种皮肤的排毒功能都转到了肾和肝上，长期下来对肝脏和肾脏就会有损伤。可一年四季只有夏季是能够自然出汗的，现在的生活条件又很好，夏天很多人都会开空调而根本没机会出汗，身体的健康就会受到严重影响。怎么办？多走到室外，多享受阳光，多运动，让自己的身体经常有机会出出汗，就会远离医院和医生了。

做梦和我们的睡眠

古代有一位姓卢的穷书生，有一天遇到了一个道士，卢生向这位道士诉说自己一生穷困潦倒。道士拿出一个枕头说:“你把它枕在头下,便可以一切如愿了。”这时，店里正在煮黄粱饭，而卢生很快就倒在道士给他的枕头上睡着并进入了梦乡。在梦里他娶了一位年轻漂亮又有钱的妻子。她帮助卢生做上了大官，子孙也都生活得舒适优裕，而卢生也步步高升，一直做到宰相的位置，他舒舒服服地活到了八十多岁，儿孙满堂，安然死去。当卢生从梦中笑醒时，发现刚才的荣华富贵只不过是一场梦，而锅里煮的黄粱米饭，还没有熟。这就是著名的“黄粱一梦”。

梦是很奇怪的东西，我们一辈子要做无数的梦，有的梦很清晰，和生活中几乎一模一样，有的梦荒诞离奇，突破想象，有的梦恐怖异常，有的梦我们终生难忘，可更多的梦是醒来时还历历在目转眼就忘得精光。有时睡了很长时间的觉也没做梦，有时打了几分钟的盹，梦里的故事却很长。那么，梦到底是什么，做梦能带给我们神奇的指示吗？

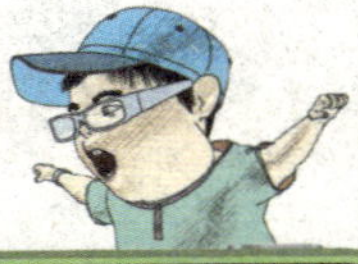

小贴士

《周公解梦》是一本靠人的梦来卜吉凶的于民间流传的解梦书籍，共有七类梦境的解述。

书中的周公就是周公旦。周公是一个在孔子梦中频频出现的人物，在儒教长期主导文化的中国，周公也就不可避免的直接与梦联系起来。梦，经常被称为“周公之梦”或“梦见周公”。

正常的睡眠由四至五个周期组成，每一个周期都包含快速动眼期及非快速动眼期，大约 90~100 分钟左右，所以 7~8 小时的睡眠最健康，过少，人体没有得到充分的休息，过多并不会减轻疲惫。快速动眼期是非常表浅的睡眠，有人甚至认为这时候还不算睡着，这时候稍微的刺激就会让人醒来，非快速动眼期又依次分为入睡

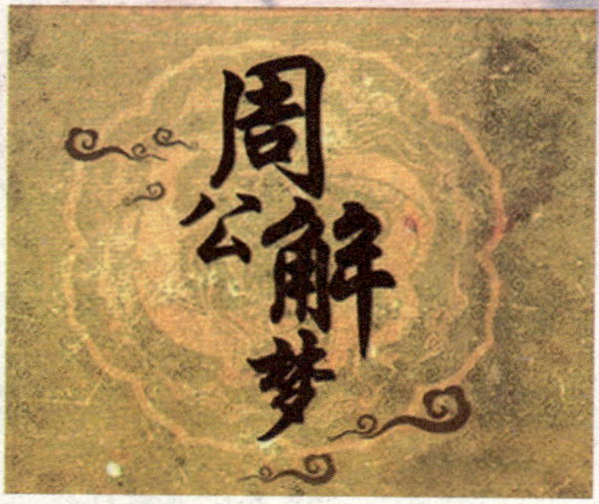
周公解梦

《周公解梦》的封面

期、浅睡期和熟睡期，通常我们夜里睡觉的时候，非快速动眼期的熟睡期部分会相对较长，而经过几个睡眠周期，越接近早晨的时候，快速动眼期越长，而快速动眼期正是做梦的温床。一个人如果每晚睡 8 小时，其中梦境可间断持续 1.5 小时左右，有些人抱怨整夜没睡，都在做梦，其实更可能是睡眠周期规律紊乱的结果。因此，如果在睡眠周期后段的快速动眼期醒来，这时候人会清晰的记住梦的内容，而刚入睡的梦早就消逝得无影无踪了。但是即使刚睡醒时清晰的梦，除非你醒来后又仔细回味，一般 5~10 分钟后就基本忘记了。

梦产生的根源其实就是大脑的活动，人们睡着的时候，部分脑波、眼球运动和清醒时的状态一样，只是全身肌肉处于抑制状态。睡眠中大脑的某些区域仍可对外界刺激作出不停的反应，所谓“日有所思，夜有所梦”，睡觉时，白天经历过、见过或想过的事情，甚至很久之前的经历都会无规律的闪现在我们的脑子，于是就梦见了这件事。但睡觉时，大脑各部的活动缺乏系统的指挥分析能力，更多的是各个部分信息的闪回以及奇怪组合，于是就出现了各种怪诞的梦。另外，生理刺激和病理变化也会诱发一些特定的梦，比如尿急了，很多人都会在梦里找厕所，找不到就会憋醒，然后起床尿尿，也有的小朋友总在梦里找到了厕所，于是——就尿床了。做梦是一种生理现象，正常的做梦不但不会影响健康，还对大脑有利，所谓无梦睡眠不仅质量不好，而且还是大脑受损害或有病的一种征兆，和经常做噩梦

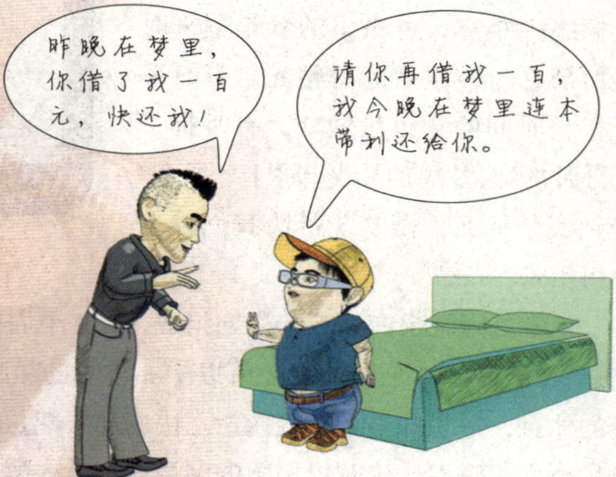
昨晚在梦里，你借了我一百元，快还我！
请你再借我一百，我今晚在梦里连本带利还给你。

或怪梦一样，都应该去看医生。

古今中外，无数解梦大师进行着各种解梦分析，绝大多数是牵强附会，甚至胡说八道。但利用睡眠对脑部一些原始状态的活动进行检查分析，可以挖掘我们的潜意识甚至潜能，这就是催眠术的基本原理，但催眠术的医学之路还很远很远，因为人类的大脑活动是和宇宙的奥秘并称的世界级的谜。

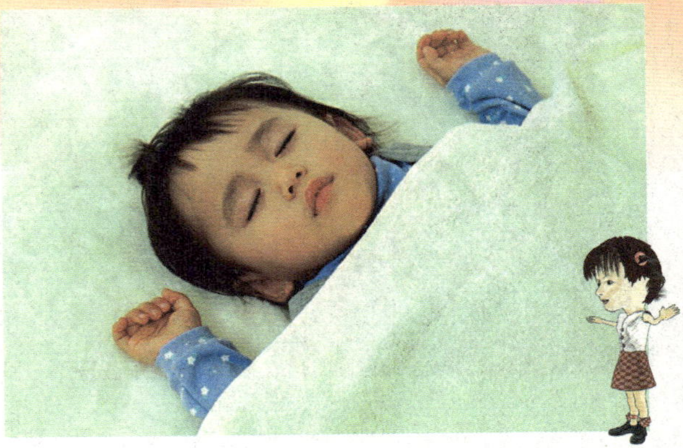

睡眠

食物在我们身体里的旅程

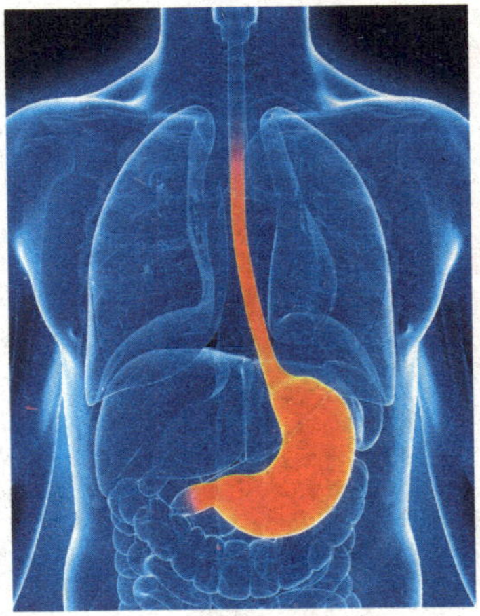

胃

病从口入这句老话说明了食物、消化系统和疾病的联系。食物是人生存的前提，在困难的年代，设法填饱肚子是人主要的奋斗目标，今天，当生活条件逐步改善的时候，过量的食物、营养却成了很多疾病的原因。今天我们先来了解一下食物在我们身体里的旅程吧。

首先接触食物的还不是我们的舌头与牙齿，而是我们的嗅觉，它最先调动我们的食欲，然后从口腔开始食物的消化。食物被牙齿磨碎，但感受味道的是舌头表面的味蕾，甜、酸、咸、苦四大感受器分布在舌头表面不同的区域，因为食物在口腔内停留时间很短，除了唾液稍微起到点消化作用外，口腔内的消化作用不大。食物嚼碎后迅速从狭长的食道进入胃里，这是人类消化道的第一个关口，如果食物太烫会造成粘膜损伤，成块的食物会让我们噎着，鱼刺、鸡

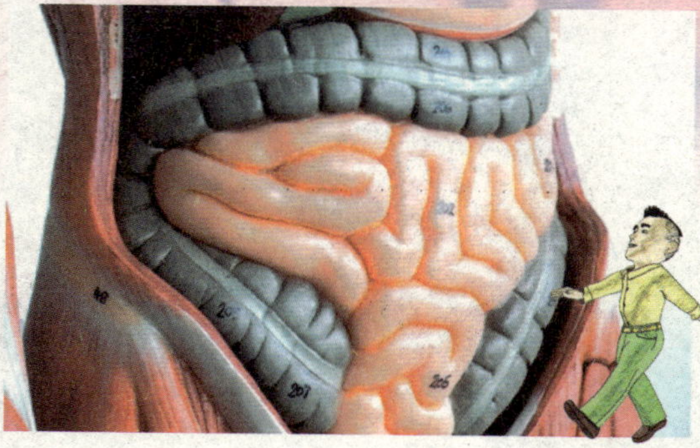

肠道

骨头可能会卡在咽部，吃饭时如果说话还可能让食物跑进气管而引起剧烈的咳嗽。

食物从食道进入胃后，胃壁强大的肌肉开始像磨盘一样对食物进行机械性消化，但更重要的是胃液的化学性消化，胃液里强大的胃酸可是连铁都能腐蚀掉，所以恶心的时候我们能感受到胃里泛起的酸水，在胃里，食物中的蛋白质被初步分解，食物变成粥样的食糜状态，小量多次通过胃下端的幽门向十二指肠、小肠、大肠逐步推送。

食糜进入十二指肠后，开始了肠内的消化。十二指肠是连接胃和小肠的一段消化道，只有十二个指头并排那点长度，和全长 6~7 米的小肠相比似乎不值一提，但它却在消化道中占据着绝对核心的位置，因为胆道系统和胰腺的开口都在它这里呢。小肠之所以是消化、吸收的主要场所，除了超长的小肠不停地蠕动来机械性消化食物，更重要的是在小肠内受到胰液、胆汁和小肠液的化学性消化作用。现在知道十二指肠为什么牛了吧，这里稍微出点故障，比如胆道不通，胆汁进不了十二指肠，除了剧烈腹痛，还有发热和黄疸，别说吃东西了，吃下去的都得给你吐出来。再比如胰腺发炎或者胰管堵住了，胰液自由散漫地跑到腹腔了，强大的胰液可是见谁灭谁，有食物它们消化食物，没食物它们能把

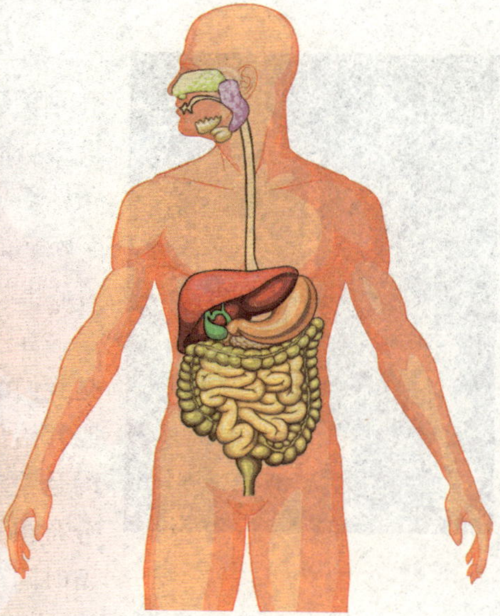

消化系统解剖图

肚子里任何组织都给消化了。这么重要的十二指肠还要经常受到上家——胃的欺负，除了定期或不定期塞给它一堆不知道什么玩意组成的食糜（胃表示很冤枉，是我能选择的吗），关键是过多的胃酸可以造成十二指肠球部溃疡，现在知道规律饮食的重要性了吧。

食物在小肠里各种营养成分逐渐被分解为简单的可吸收的小分子物质而被吸收，如糖类分解为单糖，蛋白质分解为氨基酸，脂类分解为甘油及脂肪酸，然后这些分解后的营养物质被小肠吸收进入体内，进入血液和淋巴液，供应我们能量和热量。因此，食物通过小肠后，消化过程已基本完成，只留下难以消化的食物残渣，从小肠进入大肠。大肠内无消化作用，仅具一定的吸收功能，吸收少量水、无机盐和部分维生素。对于未被吸收的残渣部分，消化道则通过大肠以粪便形式排出体外。粪便为什么会臭，就是因为在大肠里的很多细菌产生粪臭素、硫醇和硫氢化物等等，食物残渣在大肠里停留的时间越长，粪便就会越臭。

消化系统努力地工作着，出现问题的机会也很多，溃疡、肝炎、胆囊炎、出血、炎症、功能失调、肿瘤、结石等等，任何一种疾病都会影响我们消化和吸收能力并出现不同程度的腹痛，有些疾病可能是致命的，有的则需要紧急外科手术治疗。腹痛是我们最常见的不舒服，但要找到原因可不是那么容易，因为引起腹痛的原因可能有上百种，有些疾病有自己独特的特点，但也有很多疾病早期很难找到原因，有时要等到疾病发展到很严重的时候才能确诊，但往往这时候已经对人造成很大伤害甚至来不及救治了。

从小便看健康

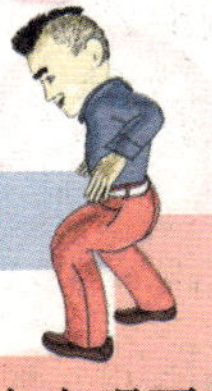

插问　小便和我们的健康有什么重要关系呢？

我们每天都要排好几次尿，看着很普通的事却只有出现不正常的时候才会引起我们的重视，那么，今天我们来了解小便的秘密。

人的尿液产生过程非常复杂且科学。人体所有的血液是在不停流动的，当血

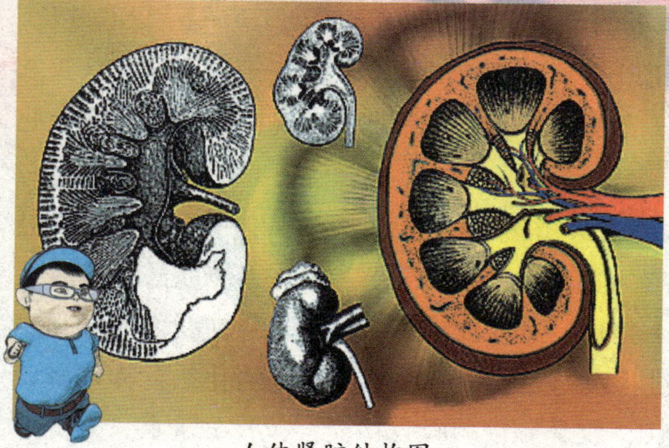
人体肾脏结构图

液流经肾脏时，肾脏里的肾小球先对血液进行过滤，形成原尿，其中对人体有用的物质又被肾小管吸收回体内，仅有1%形成尿液经输尿管运送到膀胱，最终排出体外，所以尿液是由血液通过一系列复杂的过程产生的，通过尿液的形成和排出起到调节人体内水分、盐分、微量元素、酸碱平衡、蛋白质、氨基酸等营养素的作用，最终血液里的营养物质保留了，代谢废物排出了，人体永远保持着健康。

所以肾脏或者说泌尿系统相当于给人体血液洗澡的机器。人有一对肾脏，健康的人其实只需要半个健康的肾脏基本就可以维持生产尿液的需要了，但如果肾脏生了病，功能会逐渐下降，最终到了尿液不能正常生产的时候，就是尿毒症，大量的代谢终产物不能及时排出体外，人体就会发生全面崩溃。治疗的道理很简单，用人工血透机器把全身的血流出体外进行清洗排毒，再重新输回体内就又能维持生命了，当然这个过程比较麻烦，几乎隔1~2天就要做一次，根本解决问题的办法只有肾移植。如果尿液能正常生产，只是小便的排出有困难，比如道路阻塞——结石或者前列腺增生，虽然症状很严重，治疗反而比较简单——设法打通道路让尿液能够欢快地流出来就行了。

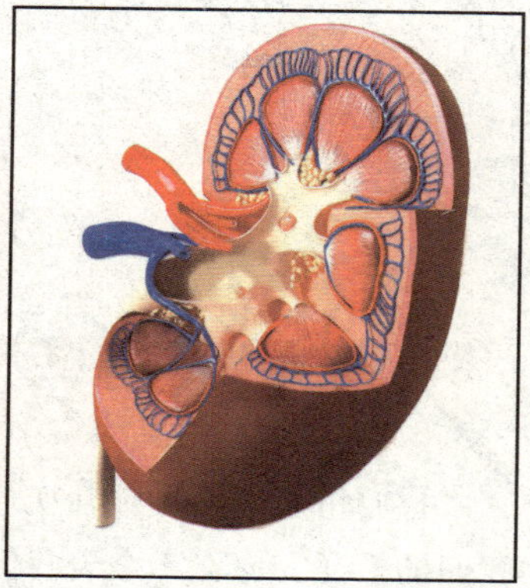
肾脏解剖图

因此，尿液是反映肾脏或者泌尿系统是否存在问题或疾病的最早和直接的“窗口”。正常尿液的密度、酸碱度、成分及量都是有一个范围的，超出这个范围就要考虑进一步检查是否有泌尿系统或者全身疾病了。比如正常尿液里是不含有糖分的，一旦出现尿糖，首先要考虑糖尿病；尿液里如果酸性度过高，说明体内尿酸很可能超标，那很可能引起痛风；正常尿液是不含有血液红细胞的，一旦有血尿，就要考虑是否有出血性疾病或者泌尿系统结石、肿瘤；尿液里如果白细胞过多，就要考虑泌尿道炎症等等。

而尿量也是反映全身健康的一个重要指标，成年人每天大约要排出 1~2 升小便，但是天气很热或者大量出汗的时候我们会发现小便很少而且发黄，因为我们身体需要留住更多的水分来保证血压——没有足够的血压，我们也许在几分钟内就会休克，而没有小便，至少还能支撑几天，所以在血压和排毒之间，聪明的人类自然知道该如何选择——在没有得到足够的水分补充的时候，泌尿系统会尽量回收水分，小便就成了浓缩尿，所以在沙漠或者海上，人们靠尿液维持生命的故事多半是不靠谱的，几天不喝水的人，有没有小便还是疑问，就算有点，那味道不会比海水好多少。

呼吸不已，生命不止

呼吸可不仅仅是呼气吸气那么简单，这个动作延续着生命。地球之所以有着种类繁多的生命，就是因为氧气的存在，而各种生物利用氧气的方式不尽相同，植物利用光合作用呼吸，很多低等生物可以直接进行细胞呼吸，鱼类依靠腮在水里呼吸，两栖动物不仅能用肺呼吸，还能通过皮肤呼吸，多数陆地上的动物和人类一样依靠肺呼吸的，算是进化得比较高级的生物了。

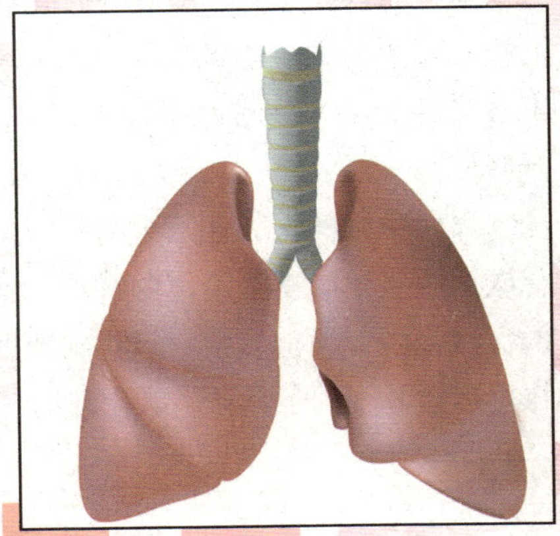

肺

呼吸是指机体与外界环境之间气体交换的过程，有人说不就是通过吸气吸入氧气到肺里，通过呼气呼出二氧化碳吗？其实呼吸没有那么简单，人的完整的呼吸过程包括三个环节：外呼吸，包括肺通气和肺换气；气体在血液中的运输；内呼吸，指组织细胞与血液间的气体交换。我们通常认为的呼吸其实只是外呼吸里的肺通气过程，就是说外界的空气经呼吸道进出肺的过程，并不包括气体在体内的交换。吸入肺泡内的新鲜氧气要通过气体交换进入肺毛细血管，进入血循环，随着血液流动供应全身的需要，而二氧化碳随血液再回到肺泡内通过呼气被排出体外，这样我们通过呼吸不停地吸入氧气，排出二氧化碳。

人们一次最大吸气后再尽最大能力所呼出的气体量，就是肺活量，肺活量大的人，身体供氧能力更强。由于它是反映人体生长发育水平的重要机能指标之一，所以在我国，肺活量是小学五、六年级及初中、高中、大学各年级学生健康必测项目。正常成人男子肺活量约为3500~4000毫升，女子约为2500~3500毫升。但我们平常呼吸的时候，每次吸入和呼出的气体量大约只有500毫升，这叫做潮气量。通过适当的体育锻炼，特别是游泳等，可以提升我们的肺活量，也就是增强了心肺功能。

当整个呼吸过程中任意环节出现问题，比如肺部出现问题，或者血液出现问题，或者空气里的氧气不足，人体就会产生缺氧的表现。急性缺氧的时候，我们会加快加深呼吸来获得更多氧气，但如果这样也没法得到充足的氧气供应时，我们就会出现缺氧症状甚至窒息，缺氧一般表现为头晕、头痛、耳鸣、眼花、四肢无力、恶心、心慌、呼吸急促、心跳加快，而完全窒息只要几分钟就会使人失去生命。肺炎患者或者有些老年人，因为肺功能下降，所以会出现胸闷、气喘，稍微活动一下就气喘吁吁。

煤气中毒的人为什么会引起窒息甚至死亡呢？那是因为煤气的重要成分是一氧化碳。一氧化碳有个最坏的特点，就是它比氧气更能争夺我们血液中专门运输氧气的血红蛋白，当空气中一氧化碳浓度过高时，就算空气中并不缺乏氧气，但是我们体内运输氧气的工具被一氧化碳抢占了,吸进去的氧气无法被身体利用,人就危险了。

为什么溺水后要做人工呼吸

电视上经常看到女主角被人从水里捞起，昏迷不醒，这时候男主角出现，开始“人工呼吸”，做了半天，当所有人都以为女主角没救了的时候，突然，女主角咳出几口水，醒了！看多了之后会觉得只要会“人工呼吸”，什么人都可以救活。那么，到底什么是人工呼吸，它真的有这么神奇吗？要了解这些，先要学习一些我们的心

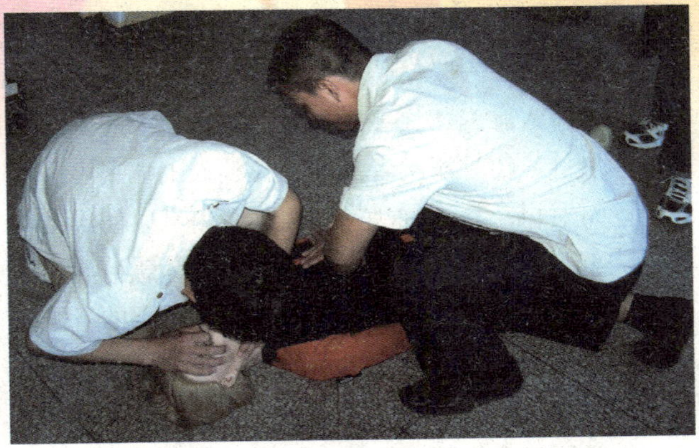

人工呼吸示意图

血管系统知识。

心血管系统是由心脏、动脉、静脉和毛细血管组成的一个血液运输系统。心脏是人体最大的劳模，它一刻不停地跳动来推动血液循环，为全身各种细胞提供营养物质和氧气，带走废物和二氧化碳，哪里的血液不流通，局部就会因为废物堆积而腐烂变质。心脏就是人体的发动机，一旦罢工，哪怕只有短短的几秒钟，人就会有生命危险，一旦心脏停止跳动超过 5 分钟，人基本就没救了，就算恢复了心跳，也会因为脑组织缺氧而很可能成为“植物人”。血液循环又分为体循环和肺循环两部分，肺循环在上一篇里我们已经介绍过，作用就是得到氧气，排出二氧化碳，体循环的作用就是负责把氧气带到全身。

溺水者因为短时间内大量水被吸入肺内，引起人体缺氧窒息，重者甚至发生心跳、呼吸停止。其实溺水者被搭救上岸后，正确的做法应该是先撬开牙齿，清除溺水者口腔和鼻内的杂物，让呼吸道通畅，然后将溺水者俯卧在抢救者的大腿上，按压腹部让他（她）呼吸道和胃内的水倒出，如果溺水者

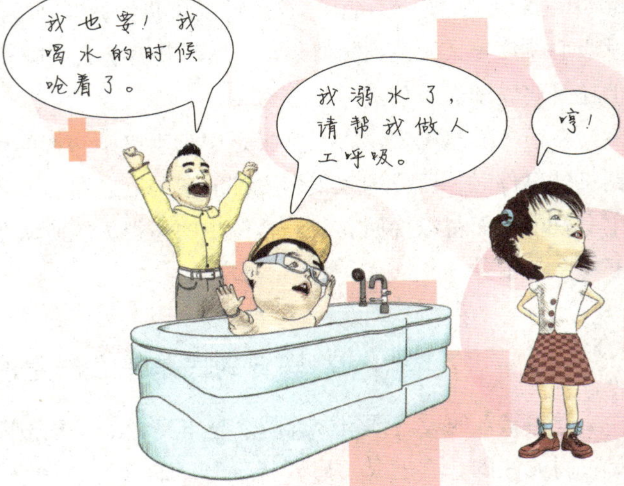
我也要！我喝水的时候呛着了。
我溺水了，请帮我做人工呼吸。
哼！

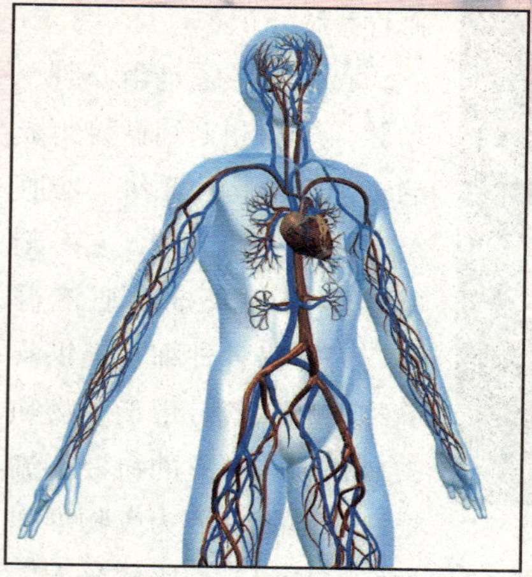
人体心血管系统

呼吸和心跳已经停止，要立即做人工呼吸。

人工呼吸就是用人工的办法让空气有节律地进入肺内，代替失去自主呼吸能力的人获得氧气，比如溺水者。现场急救人工呼吸可采用口对口（鼻）方法，而在医院内可以使用结构更复杂、功能更完善的呼吸机。紧急情况下人工呼吸是这样做的：人站在病人头部的一侧，深吸一口气，对着病人的口（两嘴要对紧不要漏气）将气吹入，为了不让空气漏出，吹气时可用一手将其鼻孔捏住。然后嘴离开，同时将捏住的鼻孔放开，并用一手压其胸部，以帮助呼气，这样反复进行，每分钟进行 14~16 次。如果患者心跳也停止，还要同时做体外心脏按压，按压部位为胸骨中下段 1/3 处，以左手掌根部紧贴按压区，右手掌根重叠放在左手背上，使全部手指脱离胸壁，按压深度为成人胸骨下陷 3~5 厘米。有两个救助人最好，如果只有一个救助人，那就快速做 30 次心脏按压后，连续吹气两次，反复交替进行，心脏按压频率为每分钟 80~100 次。心脏按压不能用力过猛，以防肋骨骨折刺破内脏。若发现病人脸色转红润，呼吸心跳恢复，能摸到脉搏跳动，然后观察病人的瞳孔回缩正常，抢救就算成功了，但还是要立即送医院进一步处理。

在很多发达国家，人工呼吸是中学生必须掌握的生存技能，也因为如此，当遇到意外事件时，西方国家很多人都能参与紧急抢救，不要小看这短短几分钟，很多生命就因此而得以挽回。我们希望中国懂得人工呼吸的人越来越多，也许，你就是下一个英雄！

感冒到底是怎么产生的

近些年来的天气预报内容越来越丰富，除了预报阴晴雨雪，还有一个项目是颇受人们关注的，它就是“感冒指数”。细心的人对此稍加研究就会发现，罹患感冒的危险性似乎与气温成负相关——温度越高越不容易感冒，温度越低感冒的可能性就越大。这似乎与母亲的叮嘱不谋而合——“天冷了，多穿点衣服，小心感冒！”“赶快把湿衣服、湿袜子换掉，当心受凉感冒！”“空调温度不要开这么低，冻着了要感冒的！”这些情况似乎都指向一点——着凉了就会感冒。然而事实真是如此吗？

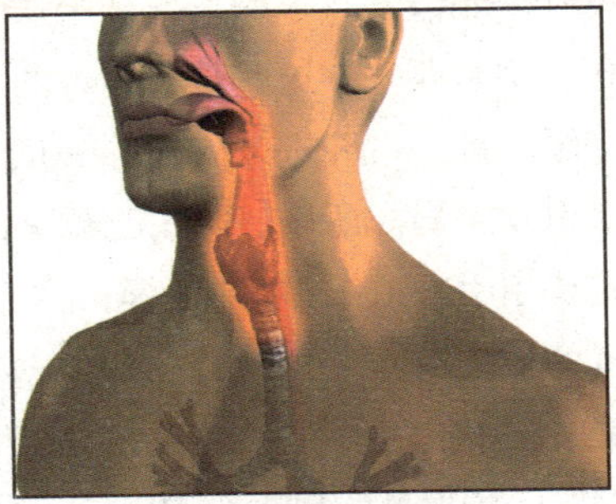
呼吸系统感染示意图

中医认为感冒是人体被“风邪”所侵犯，根据症状又可以分为风热伤风和风寒伤风，治疗的方式也不完全相同。西医认为感冒不是一种“单纯”的疾病，它是由多种微生物所导致的人体上呼吸道炎症。这些微生物中最为常见的就是病毒，根据各种病毒致病力和毒力的不同，感冒的症状可轻可重，轻者只有打喷嚏、流鼻涕、鼻咽部不适，重者则会发烧、全身肌肉关节酸痛，严重时甚至会危及生命。除了病毒，细菌也会导致感冒的发生。但无论何种微生物作祟，感冒的发生都和人体免疫力的降低有关。通常情况下，受寒、劳累、精神紧张、体力透支、睡眠不足、营养不良……都有可能引起免疫力的降低，并不只有着凉一种情况。此外，人体具有巨大的适应性，并不是着凉后就一定会免疫力降低。因此，着凉与感冒之间存在一定的相关性，但并不是必然。

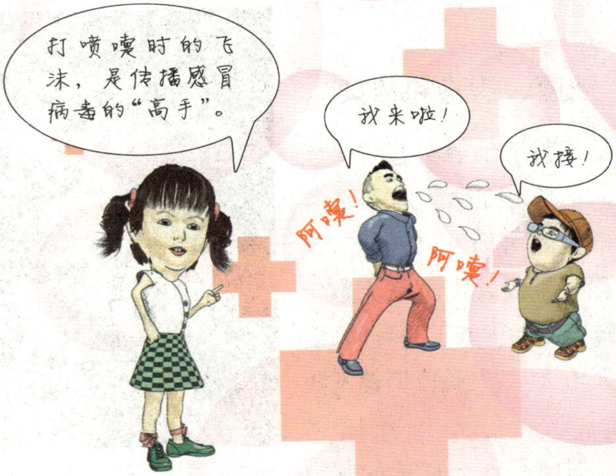
打喷嚏时的飞沫，是传播感冒病毒的“高手”。
我来啦！
我接！
阿嚏！
阿嚏！

感冒是一种呼吸道传染病，因此罹患感冒者去公共场所最好戴上口罩，这体现了对他人的尊重和关爱。咳嗽、打喷嚏时喷出来的“飞沫”是传播病毒最主要的方式，携带大量病毒的飞沫，

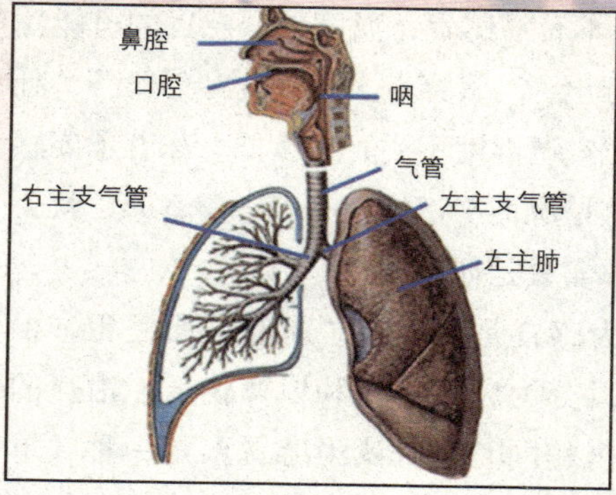

呼吸系统概观

在空气中漂浮，一旦遇到扶手、桌椅等表面，就会停留、粘附在上面，而健康人一旦用手接触这些器物，就会沾上带有病毒的飞沫。如果在没有彻底清洗双手的情况下去揉眼睛、挖鼻孔、拿东西吃，这些带有病毒的飞沫就会通过眼、鼻、口腔进入人体，一旦条件合适就会引发疾病。所以，除了咳嗽、打喷嚏时一定要用手帕或纸巾遮挡，勤洗手也是预防感冒的重要措施。

由于感冒的很多症状都符合炎症的表现，于是很多人的第一感觉就是赶快吃“消炎药”！所以，一感冒就吃阿莫西林、头孢等抗生素类药物的人不在少数。但是，医生却反对这样做。患者因感冒而去医院就诊，也很少得到抗生素的处方。通常情况下，引起感冒的致病微生物是病毒，而抗生素对病毒没有作用，因此普通感冒无需服用抗生素。若是不分青红皂白任意使用，反而会导致人体血液中免疫细胞数量的下降，这将延长感冒的时间，最终起了反作用。当然，如果经医生诊断，感冒患者在病毒感染的基础上又并发了细菌感染，那还是应该毫不犹豫地使用抗生素。

细菌、病毒和传染

证明了细菌引起传染病的人，是19世纪的法国微生物学家路易斯·巴斯德。巴斯德一生为人类贡献无数，你每天喝的牛奶上写着的“巴氏灭菌法”，就是巴斯德发明的。

细菌是什么样子的呢？

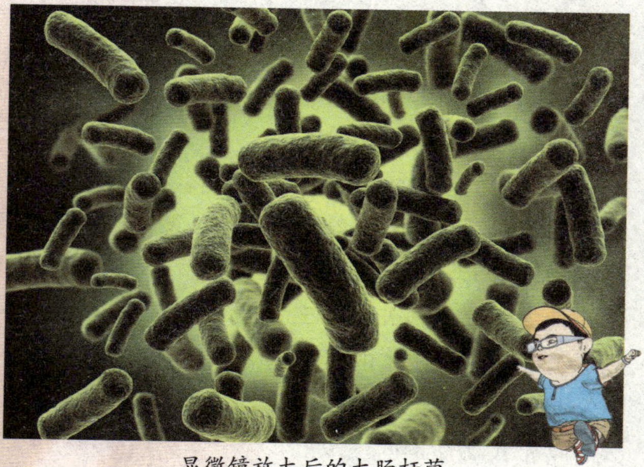

显微镜放大后的大肠杆菌

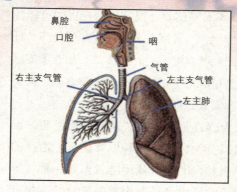

细菌是一种细胞，外面有细胞膜，里面有细胞质和细胞核。

但细菌不同于动物。细菌是最古老的生物之一，它只有一个细胞。在这一个细胞里有各种小器官，可以让它独立生活。细菌可以通过克隆自己的方式来繁殖。

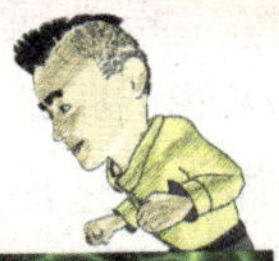

什么？你不知道什么是克隆？就是分身术啦。就是一个变两，两变四，四变八……刚分身完时，两个新的细菌都比原来的细菌小，不过它们会长大，之后再做第二次分身。

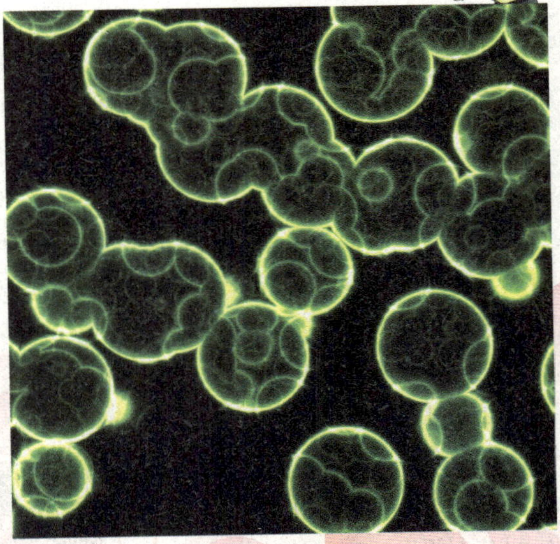

显微镜下的圆形病毒

在我们的周围，到处都是这些单细胞的细菌。它们与我们和睦地相处着。

有些种类的细菌甚至为我们人类服务，例如我们肠道里的大肠杆菌，它们可以为人体制造维生素。

对细菌来说，我们的身体是如此的广大，就像地球环境对我们来说无比广大一样。如果细菌开始肆意妄为地破坏它的环境，并且破坏得很厉害的话，人就会生病甚至死亡。

病毒是什么呢？每个细胞都有细胞核，核里面是生物用于复制自己的遗传物质。病毒其实就是一个裸露的细胞核：因为它没有细胞膜和细胞内的器官，所以无法自己独立生活，只能入侵细胞，然后利用被入侵的细胞里的器官来生活。

病毒也可以引起传染病。

当然啦，病毒也有对人类有益的一面。现在我们搞生物工程，需要把一种生物的遗传物质送入另一种生物的细胞核内。可是毕竟不能总在显微镜下注射啊，那可是要把科学家们累死的，于是我们就请病毒来帮忙，让它帮我们捎东西进细胞核。

不同的传染病有不同的传播途径。那都有哪些传播途径呢？

1. 空气传染

空气就是我们周围的气体。我们看不到它，也品尝不到它的味道，但是它确实弥漫在我们的周围，而且还有重量。

像流脑、水痘、麻疹、腮腺炎、结核等等传染病，都可以通过空气来传染。如果我们跟踪某种传染病，就会发现病原体可以通过喷嚏、咳嗽、说话等方式从患者体内溜达出来，以唾沫或喷嚏星子为载体，通过接触易感人群的眼、鼻、口等使其感染。

SARS 刚流行的时候，由于病毒可以通过空气飘到眼睛上传染，所以只戴口罩是防不住 SARS 的，无数医师和护士因此在抢救患者时倒下了。

原来如此！怪不得咳嗽或打喷嚏时应该捂住口鼻，原来是为了防止细菌病毒传播呀。

随地吐痰不但不文明，而且会传染疾病。因为痰液中会有大量的细菌，可以随着痰液蒸发随风飘散。所以说随地吐痰罚款罚得好，而且应该罚得重些再重些。

怎样防止空气传染呢？关闭门窗使空气进不来吗？正好相反：应该开窗通风。因为通风可以把含有病原体的唾沫星子带走。

2. 粪口传染

这个名字很恶心，就是说患者的大便被易感人群不小心吃掉了，使藏在大便里的病原体传染给了易感人群。

有人说："大便怎么会被人吃掉呢？"你别忘了有种昆虫叫苍蝇嘛！苍蝇生于大便之中，食谱又很广泛，一会儿落在大便上，一会儿落在食物上，很容易就把大便上的病原体送到你的食物上啦！

另外，海鲜水产品也很喜欢吃

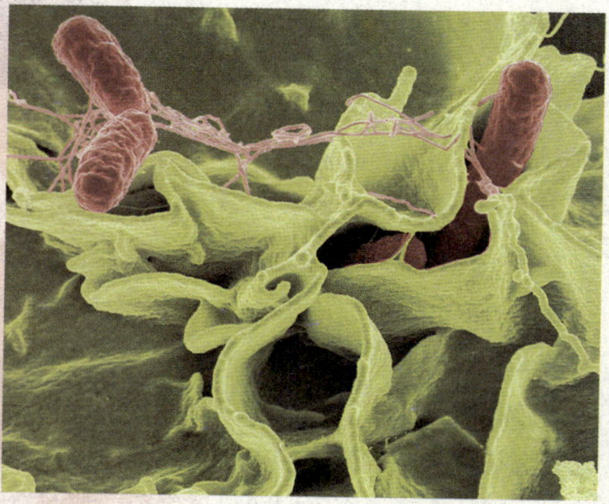

沙门氏菌是一种常见的食源性致病菌

排入水中的人类大便，当人再吃海鲜水产时，就可以把病原体吃到肚子里去啦。

通过粪口传染的疾病有霍乱、甲肝、痢疾等等。

插问 俗话说“病从口入”。下列饮食习惯相比较，哪一种是最健康的呢？

A. 在饭店里吃纯天然的新鲜蔬菜，用醋杀菌后再吃。

B. 在饭店里吃小龙虾。

C. 吃新鲜的田鸡（青蛙）肉，天然无污染。

D. 在西餐厅吃七分熟的牛排。

E. 禽流感流行期间，买鸡肉吃。

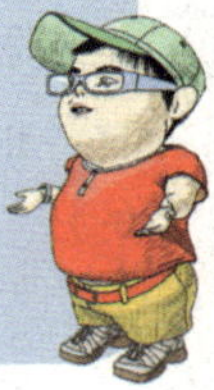

纯天然蔬菜，上面可能带有蛔虫卵。用醋能杀死蛔虫卵吗？当然不能啦。蛔虫卵那可是些相当坚强的坏小子，别说醋了，用盐酸、硫酸都休想把蛔虫卵杀死。不过因为现在咱们国家很少见到纯天然蔬菜，大多都是用化肥农药的，再加上环境污染很严重，所以蛔虫已经很少见了。

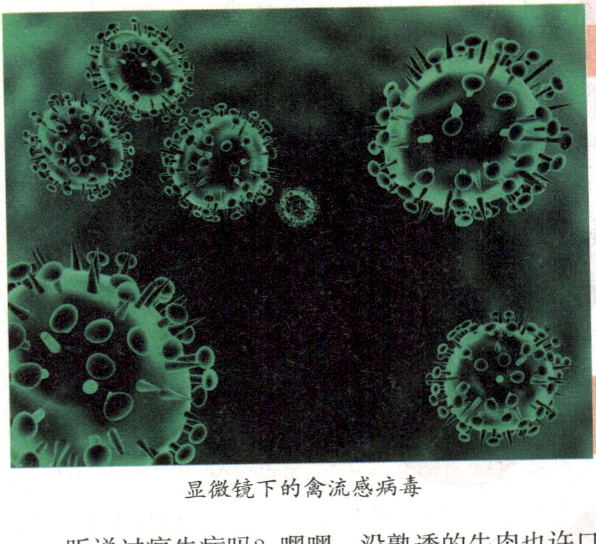

显微镜下的禽流感病毒

小龙虾等水产品，污染重的时候里面有毒素，污染少的时候里面有寄生虫。别以为饭店里的食物就干净。

青蛙肉里面很容易寄生有曼氏迭宫绦虫的裂头蚴。人类吃了青蛙肉后，这些寄生虫喜欢钻到人类的大脑中定居。

听说过疯牛病吗？嘿嘿，没熟透的牛肉也许口感很好很嫩，但为了健康，我们还是小心为妙啊！

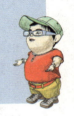

禽流感是通过呼吸道传播的传染病，买鸡肉吃不会有危险。

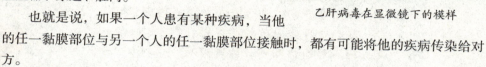

3．接触传染

有些疾病的细菌或病毒需要通过人与人之间的黏膜接触来传染。

人体外部的黏膜主要有：眼、鼻、口、外生殖器、尿道、肛门。

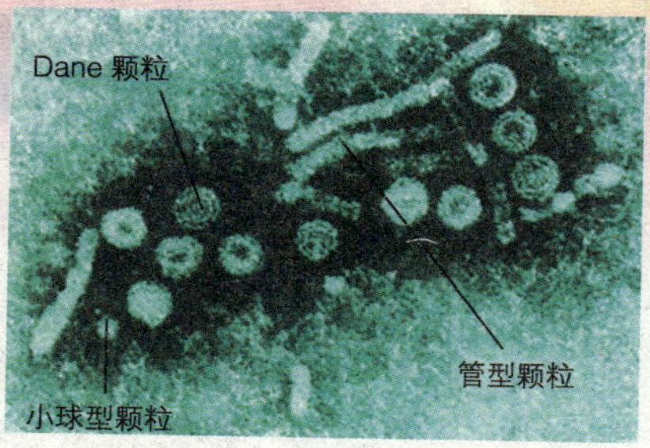

乙肝病毒在显微镜下的模样

也就是说，如果一个人患有某种疾病，当他的任一黏膜部位与另一个人的任一黏膜部位接触时，都有可能将他的疾病传染给对方。

细菌和病毒也可能通过用过的个人卫生用品间接传染给别人。所以不要与任何人共用毛巾、牙刷、剃刀、鞋袜等。

4．母婴传染

有些病原体可以通过母亲感染胎儿，比如艾滋病和乙肝等。

5．血液传染

有些病原体可以通过血液传染，比如艾滋病和乙肝等。所以注射器都是一次性的，千万不要用别人用过的针头喔！

拉肚子为什么会腿发软

腹泻（俗称“拉肚子”“跑肚”）是最为常见的消化道症状，轻者无需特别的治疗就会自行恢复，重者则会因脱水而导致生命危险。正常人每天排便 1~2 次，正常情况下是粪便成型的。如果大便次数频繁，粪便稀薄或含有黏液脓血，或者还含有不消化的食物，那就是腹泻了。

引起腹泻的原因有很多，最常见的是肠道感染，包括细菌、病毒、寄生虫等感染，食物中毒是最常见引起急性腹泻的原因，如果不小心吃了被致病菌污染的食物，很容易引起拉肚子。最厉害的像霍乱，严重频繁的水样泻可以短时内导致血压下降出现休克，甚至肾衰竭而死亡。

人体最主要的成分是水，体内的水及溶解于其中的物质叫做体液，成年男人的体液量为体重的60%，成年女人为50%（因为女性的脂肪比例较高），儿童的体液量更高，新生儿甚至高达90%。人的体液量是相当稳定的，每日水的摄入量与排出量处于动态平衡，拉肚子会打破这种平衡，导致体液量迅速下降，导致脱水，幼儿尤其容易发生。体液内除了水，还有包括钠、钾、氯、镁、钙等离子的电解质，适当浓度的电解质是维持人的各项生理活动的基础，拉肚子除了带走水分，也使大量的电解质丢失，电解质平衡一旦打破，人的各种生理机能也会出现紊乱，产生各种症状。比如钙离子的急性丢失会使我们肌肉的力量无法发挥，原来拉肚子真的会让腿发软！

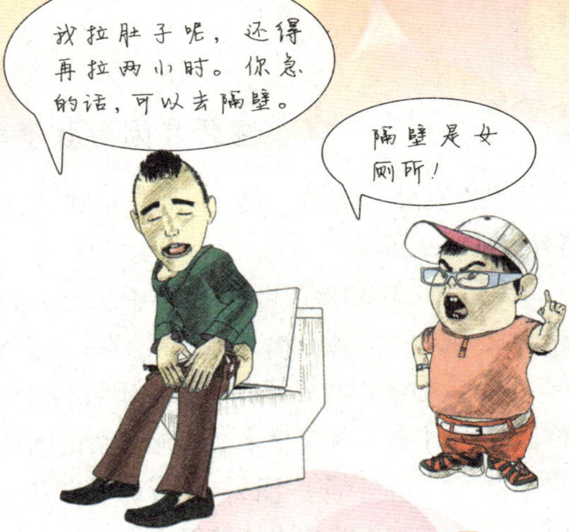
我拉肚子呢，还得再拉两小时。你急的话，可以去隔壁。
隔壁是女厕所！

一旦发生腹泻，很多人的第一判断就是赶快止泻！于是乎，黄连素、氟哌酸、思密达、易蒙停等药物就一拥而上。但是，在医生看来，在病因尚不明确的情况下随意选择止泻药，有时不仅于事无补，甚至还有加重病情的可能。腹泻是肠道黏膜的一种炎症反应——在感染、中毒、过敏、物理性刺激（如受寒等）等致病因素的作用下，肠黏膜发生水肿、渗出，大量的渗出液充斥肠腔，从而导致腹泻的发生。其实腹泻在很大程度上是人体的一种自我保护，通过增加肠液的分泌来起到“冲洗肠道”、排出有毒有害物质的作用。所以，如果腹泻是由感染和中毒等因素引起的，单纯服用抑制肠道蠕动的止泻药，反而有“闭门留盗”的嫌疑，使有毒有害物质积存在体内无法排出，使疾病拖延不愈。

当然腹泻在排出有毒有害物质的同时，也会使人体大量丢失水分和电解质，若不及时补充（尤其是在天气炎热、出汗较多的季节），就会给身体造成很大危害。所以，一旦发生腹泻，最安全的处理原则应该是及时补充水分和电解质（可饮用淡盐水或清爽的运动饮料)，然后及时就医，由医生根据腹泻的病因给出对应的治疗方案。

磨牙是因为肚子里有蛔虫吗

“夜里磨牙，肚里(蛔)虫爬”的说法在民间广为流传。磨牙真的是因为肚子里有可怕的虫子吗?

磨牙的现象在医学里称为磨牙症，它是指睡眠时会习惯性地磨牙，甚至在白天也有无意识磨牙，尽管磨牙者自己不一定能听到，但磨牙的声响独一无二，令“听者”难忘。不过人们之所以关注磨牙绝不仅仅是因为半夜惊悚的声响，而是因为其确实对健康不利。经常磨牙会引起牙齿的磨损、畸形甚至断裂，磨牙还可能导致颞下颌关节紊乱、耳部等不适，还可能对患者本身及同伴的精神状态造成影响。其实磨牙症是一种病。我们人体的绝大多数运动都是受自己控制的，但是当神经传导出现问题时，肢体就有可能出现不自主运动，抽筋、抽搐——电视里经常看到人口吐白沫浑身乱抖的倒下，也包括磨牙。对于成年人的磨牙症，心理、精神因素是主要原因，有较多心理问题，容易发生抑郁的人更有可能成为磨牙症患者。当然，牙齿不齐以及一些全身性疾病(如过敏、内分泌紊乱、营养不良)也可能导致磨牙症的发生。

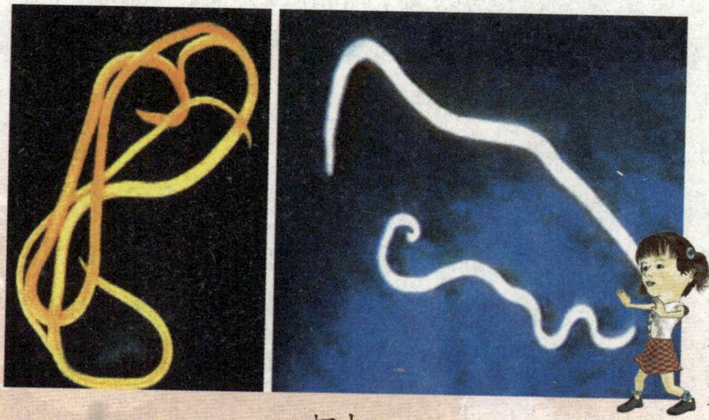

蛔虫

看来大人磨牙和肚子里是不是有虫关系不大，那么孩子呢?因为儿童发生磨牙的情况比大人多得多，平均每10个儿童里就有3个有磨牙的问题。而且儿童又是肠道寄生虫病的高发人群(尤其是发展中国家)，所以很多地方可能是因为这而将它们联系到了一起。遗憾的是，这并不是个复杂的问题，但是针对磨牙与蛔虫的科学研究并不多，直到不久前，巴西和伊朗的研究人员把有和没有磨牙症的小朋友分组对比才发现，磨牙症的孩子有蛔虫的概率与无磨牙症的孩子并无显著差异，当然，在民间的说法中，“(蛔)虫”一词并不仅指蛔虫，而是代表了所有的肠道寄生虫，上述两项研究对此也并没能给出明确的结论。可见，想要确切回答这一问题，恐怕还需要更多、更优质、更有针对性的研究。

“夜里磨牙是因为肚子里有蛔虫”这样的说法没有得到医生和科学家们的证实。因此，用磨牙来推测儿童是否感染寄生虫，甚至指导驱虫药的使用是很不可取的。目前，医院里肠道寄生虫的检验手段简单而且准确，如果孩子有磨牙症，先到医院做检查，在医生指导下决定是不是要驱虫、如何治疗才是正确的。民间还流传一些检测蛔虫的偏方，例如说“指甲上有坑就是有蛔虫”，或者把面部、指甲上的白斑称作“蛔虫斑”，作为检测蛔虫的依据。这些方法并不靠谱，现代医学也都不支持。

献血和流血

在热闹的公共场所，我们经常见到采血车的身影，他们是流动的生命。

从读大学起，我们就开始组织义务献血，很多人会说，我们献的血都到哪里去了，献血到底会不会伤害身体呢？为什么献血是无偿的，而输血却需要交钱呢？

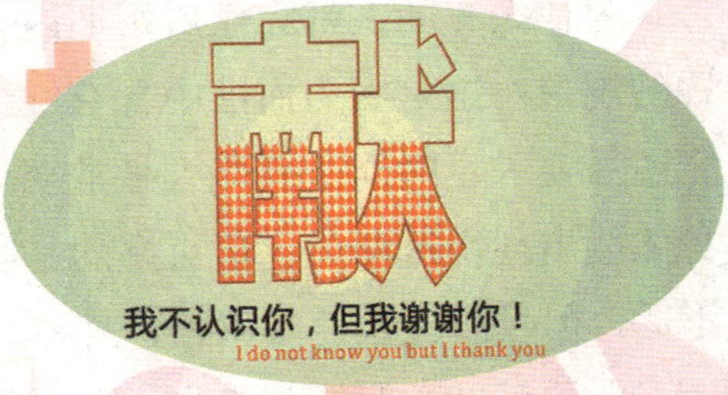
献
我不认识你，但我谢谢你！
I do not know you but I thank you

公益献血的海报

我们献的血都集中到中心血站，由血站工作人员对血液进行再次检测，不合格的血液要淘汰掉，健康的血液再进行分离，分别制备成红细胞、血浆、血小板等成分血，还有部分作为新鲜血专门救治危重病人。所以现代医院里不可能出现电视上那种挽起袖子直接献血给要抢救的病人，即便战场上也不会。而血液的检测、分离、贮存等都需要大量的成本，所以输血的时候会收取一定的费用，但是如果你过去献过血或者家属献过血就可以免费使用一定量的血制品哦。

适量献血不会伤害身体健康，一次献血 200~400 毫升，占血液总量的 10% 以下，对身体基本没有影响，反而有不少好处。因为人出生以后，骨髓就成为主要的造血

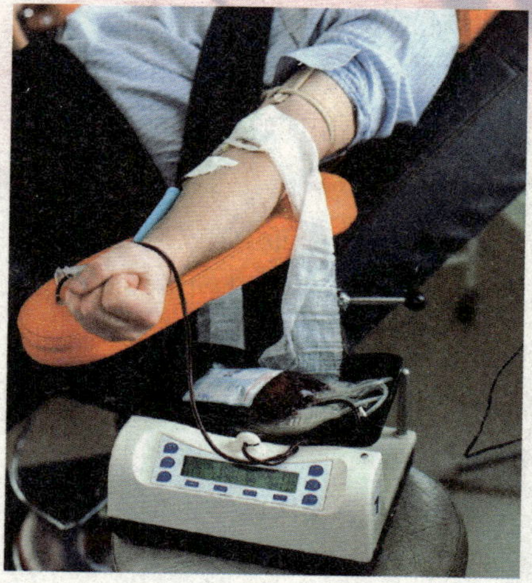
献血

器官。造血功能随着年龄的增长逐渐下降。献血后，由于血细胞数量减少，刺激“沉睡的”骨髓造血组织重新动员起来，大量制造血细胞，所以献血可以使骨髓保持旺盛的活力，提高造血功能。献血还可以预防高血压等心脑血管疾病，因为献血后我们会通过饮水迅速填充了血容量，血液稀释后，血脂等降低了，血粘度也降低了。坚持长期适量献血，正如定期给我们的循环系统清淤一样，可以让我们身体轻松、头脑清醒、精力充沛。无偿献血更是社会公德的一种体现，充分体现了“我为人人、人人为我”的思想，健康的时候我们献血帮助别人，当我们需要用血的时候才不会无血可用。

为什么有的人献完血后短期内会感觉疲劳、抵抗力降低？部分人还有心慌、头昏的现象？这是因为血液中含有红细胞、白细胞和免疫细胞，输血后这些细胞的补充还需要一定时间。有些人平常缺乏锻炼或者身体过分敏感，一旦失去部分血液，身体就出现快速动员，但更多的是心理作用——晕血，所以献血后部分人会有一定不适，但是经过快速的调整，身体的不适感会迅速消失。

由此可见，我们平常如果受了伤，身体表面擦破、划伤出血或者流鼻血，一般只有几毫升或者几十毫升，对身体健康没有什么影响，但是如果出血不止，那可能就会对人体产生不良影响，去医院是必然的选择，但止血可不能等着医生处理，自己拿干净的纸巾压住伤口是最简单有效的止血办法，只要不是大的血管破裂，其实压迫一会儿后出血都会自己停止，去医院更多的目的只是处理伤口。至于其余的加压包扎、止血带止血等办法过于专业，而且用的不好反而对人体有损害，这里就不介绍了。而人体内脏的出血、骨折后的出血由于量难以直接估计，又难以通过压迫来止血，反而需要由医生观察、检查和及时治疗。

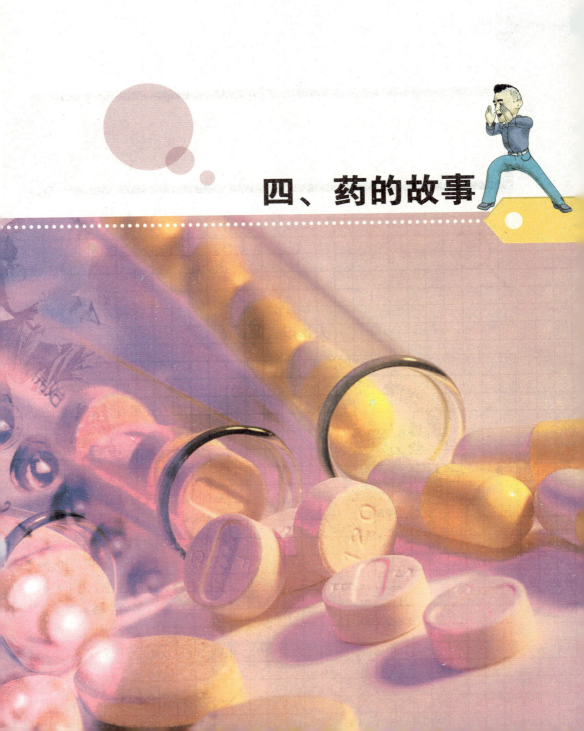

四、药的故事

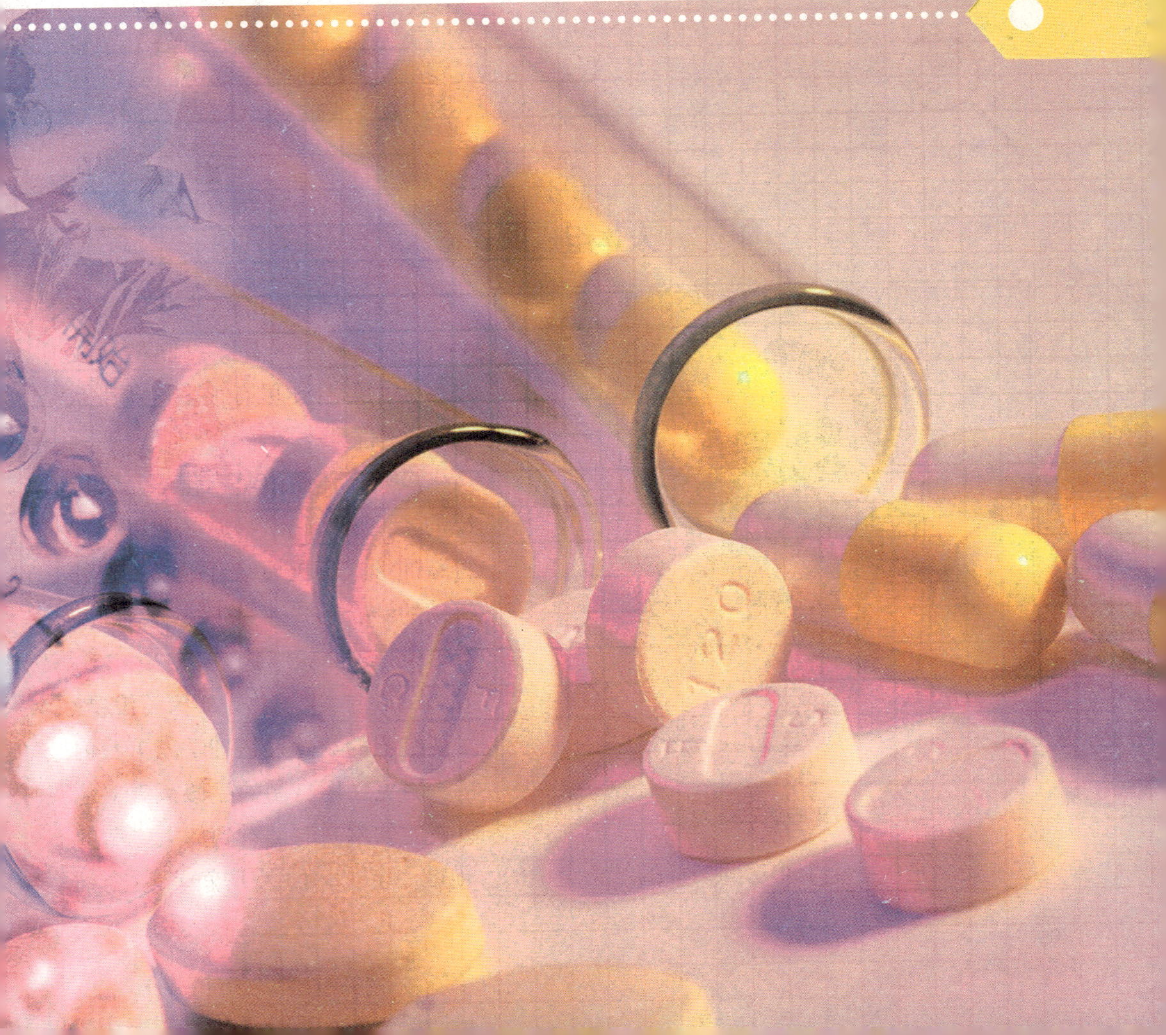

生病了，就要吃药。想知道药是怎么治病的吗？呵呵，那么我们首先得知道健康人的身体是怎么工作的。而想知道人体是怎样工作的，就要先知道人体是由什么组成的。

插问

我们都吃过药，但是知道药是些什么东西吗？为什么药物能够治病呢？

人体组成的真相

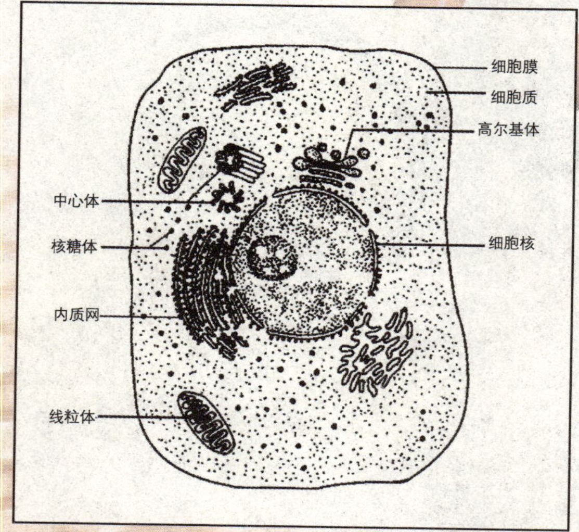

人体细胞示意图

如果我们将我们的身体放大到很多很多倍再看，我们将会发现，我们的身体里有很多这些小东西——细胞。

虽然人体是由基本化学元素构成的，但这些化学物质必须以某种特殊的形式有机地结合起来。这种特殊的结合形式才是生命活动的基本单位，它叫做细胞。

1665 年，英国物理学家（没错，发现细胞的竟然是物理学家）罗伯特·胡克在用自制的显微镜观察他家暖壶的软木塞时，看到放大之后的软木完全是由一个个小房间一样的结构组成的。他就用了“cell（小房间）”这个词

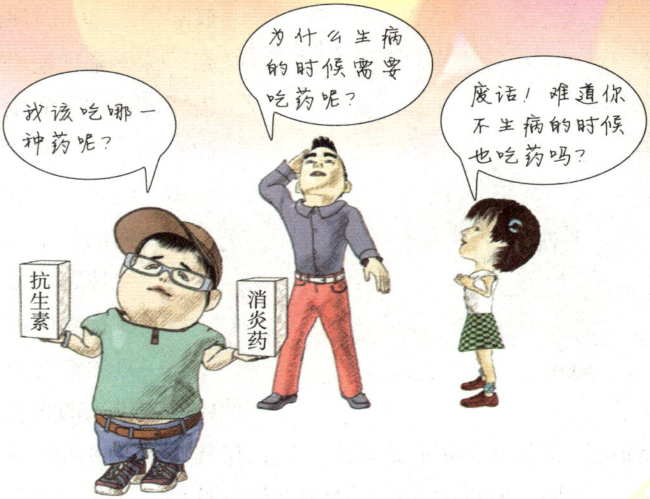
我该吃哪一种药呢？
为什么生病的时候需要吃药呢？
废话！难道你不生病的时候也吃药吗？
抗生素
消炎药

来命名这种结构。我们现在将这个词翻译成“细胞”。

19 世纪，德国生物学家施莱登和施旺经过大量观察实验，提出了结论：一切生物都是由细胞构成的。人是由细胞组成的，大树是由细胞组成的，大便里的蛆也是由细胞组成的……

呜哈哈，真相终于大白于天下！

没错，细胞才是构成人体的单位，就像我们每个人构成了这个社会一样。

细胞由于其工作的岗位不同，长得也不一样。就像不同的人打扮也不一样。但是大家又有一些共同的特征：细胞都有外面的一层膜（就像人的衣服，样子也许不同但都是要穿的）。细胞膜所包裹的这团东西，看似一团水，实际却各有各自的作用。生活着的细胞中心都有一个核，就像我们每个人都有一颗爱国之心。

给细胞寄一封信

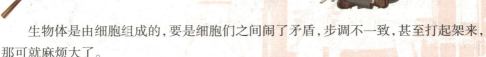

插问 有什么办法可以让细胞们步调一致呢？

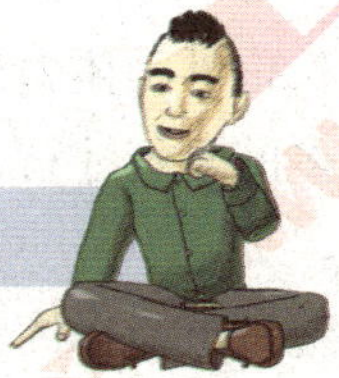

生物体是由细胞组成的，要是细胞们之间闹了矛盾，步调不一致，甚至打起架来，那可就麻烦大了。

为了齐心协力办大事，细胞之间需要建立通讯系统。

和我们人类的通讯有点儿类似，细胞之间通讯可以发电报（我们称之为“神经

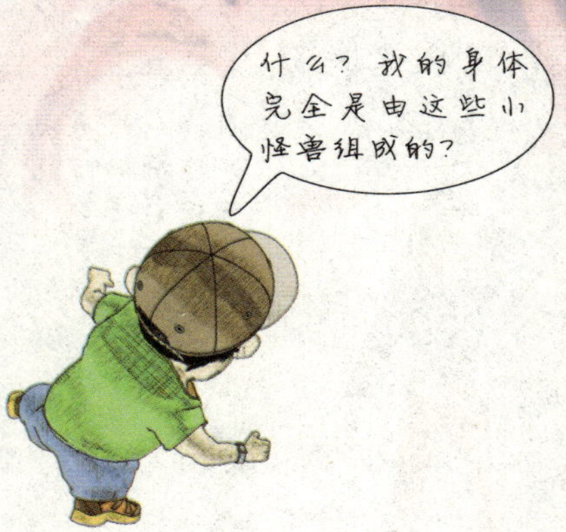
什么？我的身体完全是由这些小怪兽组成的？

联系”），也可以邮寄信件（也就是“体液联系”）。但是即使是发电报，这些电信号最终也需要转换成书面信件的形式才能使读者——细胞看到。这细胞之间联络的信件，通常被我们叫做“激素”，也译做“荷尔蒙”。

我们的每个细胞都有很多很多的小开关，名叫“受体”。

受体接受谁呢？接受激素啊。

一旦激素与受体结合，打开了这个小开关，由激素带来的来自其他细胞的信息就可以进入细胞，细胞就会相应地做出反应，与其他细胞的功能协调一致。

如果我们将激素比作细胞之间的信件，那么受体就是专门负责接收信件的收发室老大爷。而这个收发室老大爷还特别的固执，特定的一种受体只能接受特定的一种激素，就像一把锁只能被一把钥匙打开一样。受体的执著不是没有理由的：信如果送错了，会出乱子的。

为了更好地了解细胞们的日常活动，我们来看一段关于激素的小故事。好吧，这个故事就让它发生在一个总爱发牢骚的小家伙滴滴的身上。

这天，滴滴突然头脑发热，大声叫道：“我要长跑！”至于滴滴为什么要长跑，我们已经无从考证，也许是为了玩玩减肥吧。

要知道，长跑可是体力活，滴滴全身的每一个细胞都需要更多的氧气才行，这也就需要滴滴的呼吸道开得大些。

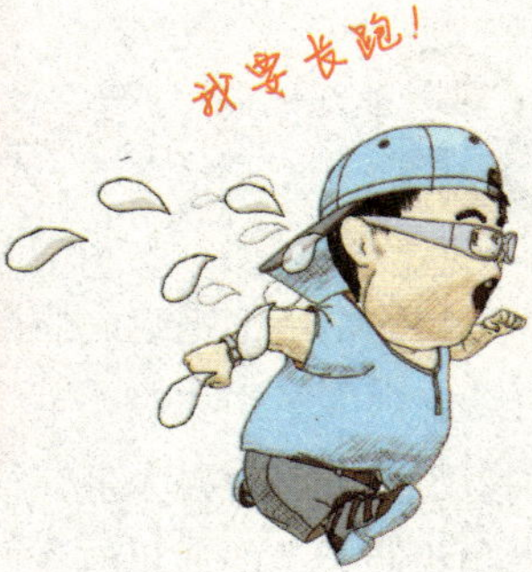
我要长跑！

大脑的细胞是负责指挥全身细胞的工作，它们会通过神经发电报给呼吸道的细胞：“麻烦大家把呼吸道开大些。”

神经其实也是细胞构成的，是专门用来传输电报信号的细胞，这电报顺着神经以每秒钟数米的速度传到了呼吸道上的细胞。

电信号在神经的末端翻译成了一种名叫去甲肾上腺素的激素，打开了呼吸道细胞上的去甲肾上腺素受体，使得这些呼吸道细胞得到了来自大脑的信号。

接到了通知，呼吸道细胞们就齐心协力把呼吸道开大了。这件工作也并不难办，因为呼吸道是由呼吸道细胞们组成的，所以它们只要改变自己的形状就可以搞定了。

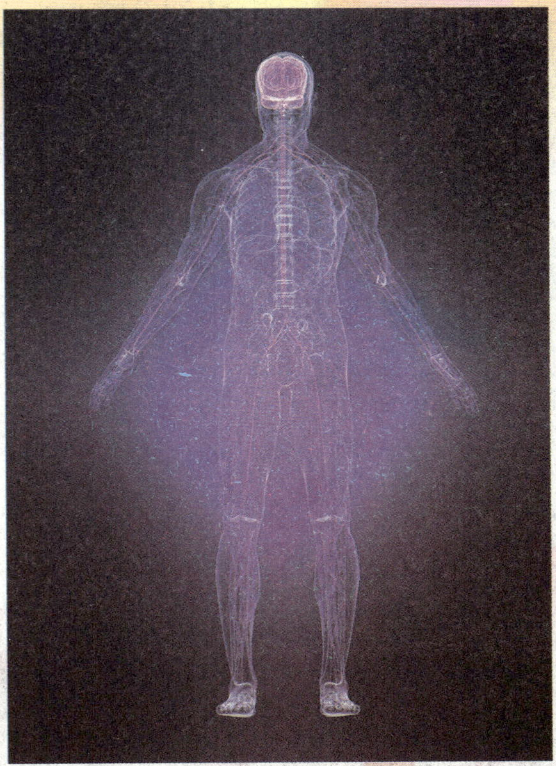

人体的神经系统

药的秘密

是人就会生病。如果把人体比做一个国家的话，下面是一些常见病因：

原因一：外敌入侵，比如细菌、病毒入侵人体。这时候医师使用对抗外敌的药物。

原因二：国内叛乱，比如癌症就是有部分细胞造反要毁灭整个人体。医师也有对付癌细胞的药物。

原因三：城管欺压百姓，比如各种自身免疫病。也有治疗这种病的药物。

原因四：细胞之间通讯受破坏。如果滴滴要长跑，可是他的呼吸道细胞没有接到要使呼吸道开大的信号，那么滴滴就会喘不上来气，步子也迈不开。

我们已经知道，细胞之间信号的传输是靠一类名叫激素的化学物质。而病人的信号传输受到了破坏，医生便采用药物，模拟人体正常的信号传输，使病人的身体功能接近正常人。

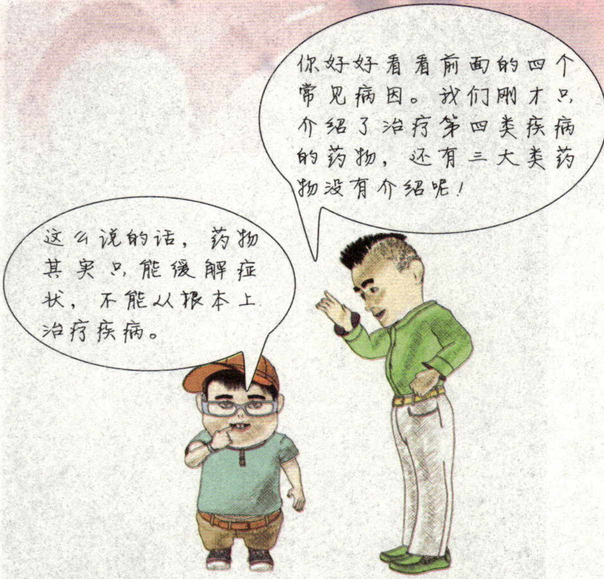
你好好看看前面的四个常见病因。我们刚才只介绍了治疗第四类疾病的药物，还有三大类药物没有介绍呢！
这么说的话，药物其实只能缓解症状，不能从根本上治疗疾病。

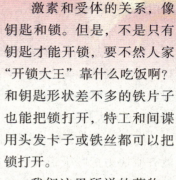

激素和受体的关系，像钥匙和锁。但是，不是只有钥匙才能开锁，要不然人家“开锁大王”靠什么吃饭啊？和钥匙形状差不多的铁片子也能把锁打开，特工和间谍用头发卡子或铁丝都可以把锁打开。

我们这里所说的药物，就是“山寨激素”，就是赝品，就是假货，就是和激素钥匙长得差不多的化学物质，就像那也能开锁的铁片子。

医学家们现在已经研究清楚了大部分激素的化学结构，所以也就可以仿制出和它相似的山寨激素，也就是

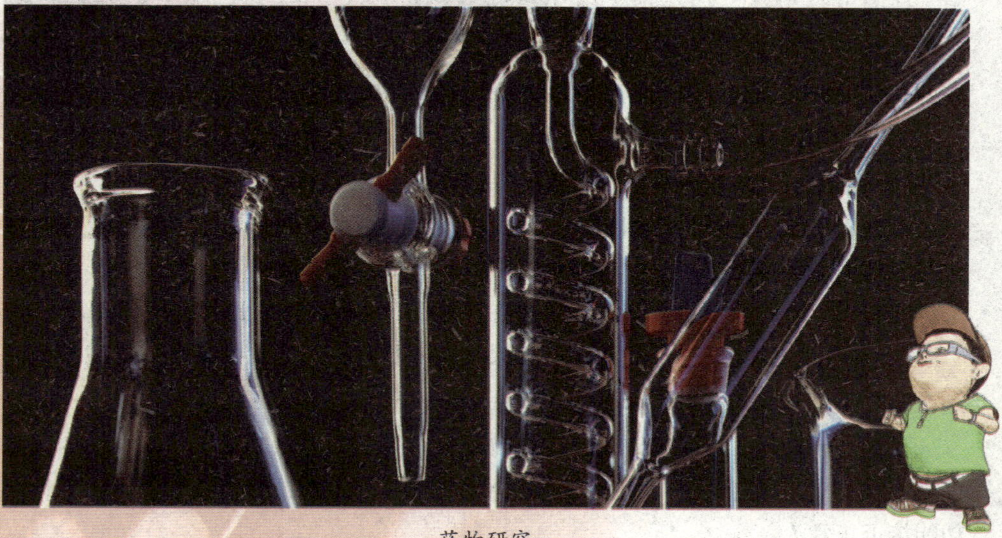

药物研究

药物。只不过，药物比天然的激素有更多的优点。所以说纯天然的不一定就比人工合成的好。

中草药的原理其实也是刚才讲到的“山寨激素”。中草药是人类的祖先多年来积累经验发现的一些可以治病的天然物质，但祖先们不知道草药之所以能治病是因为草药里有一些化学成分，这些化学成分长得很像我们人体细胞间传递信息用的激素。所以说中药的原理其实和西药完全相同，没什么神秘的。老祖宗不知道的事，你知道了，自豪吧？

比如说，滴滴得了哮喘，呼吸道不肯打开，憋得滴滴脸色都变了。这时，医师便会使用化学结构很像去甲肾上腺素的药物，代替激素打开呼吸道细胞上的去甲肾上腺素受体，使得这些呼吸道细胞们齐心协力把呼吸道开大，滴滴也就得救了。

生病与吃药

有句成语叫“药到病除”，药物是疾病的天敌，是人类甚至动物抵御疾病的武器，人类的漫长进化过程中，之所以寿命逐渐延长，其中非常重要的原因就是我们逐步认识了很多疾病、学会了如何对付疾病，而药物也逐渐从“自然的馈赠”变成了高科技的产物。

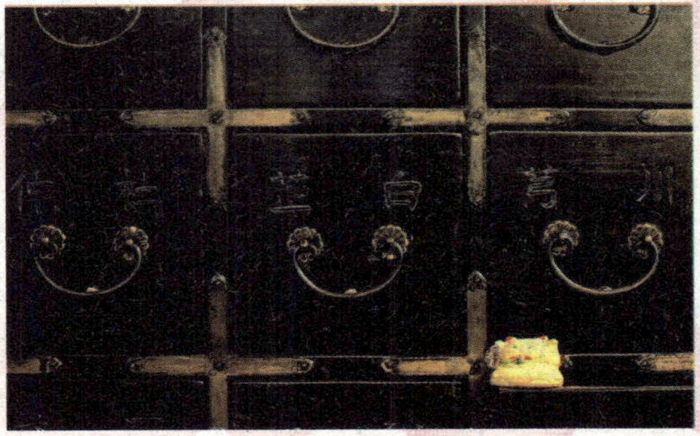

药店里装中药的柜子

中药和西药谁更好呢？这个问题估计要引发大战的。不过以中药为代表的传统药物多来自大自然，药物的作用原理还不够详细，更多的是引导身体的变化去抵御疾病，所谓“病来如山倒，病去如抽丝”，所以一般见效慢而模糊，当然毒副作用产生的也慢，但可能有累积作用。西方的药物来源基于对人体和药物的科学研究，药物作用原理早就深入到分子生物学水平，所以多数见效快而明确，推崇“药到病除”，但毒副作用有时快速而凶险，好在多数处于可控制范围。从很多人来看，治病急性用西药，身体调理用中药也许是较好

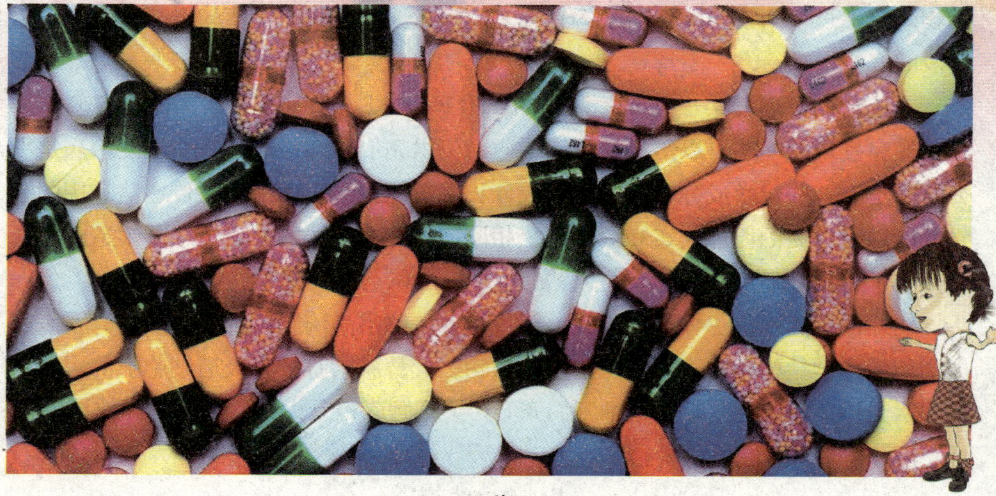

西药

的选择。

药是怎么起作用的呢？一般来说，药物包括打针和口服用药，道理都是药物被吸收到血液里，由血液把药物送到全身，去消除疾病带来的影响。有的药物像战士，比如抗菌素，他们和身体里的致病细菌进行殊死搏斗；有的药物像清洁工，比如化痰药，可以减少痰液分泌或者让痰液稀薄；有的药物像武林高手，比如驱虫药，他们可以让我们体内的寄生虫闻风逃窜；有的药物用了可以止痛，有的可以止血，有的可以降体温，有的可以让我们很快停止腹泻……药物实在太多，而且新药不断出现，连最权威的医生也只能熟悉和掌握其中的一小部分，这就是医生也有严格的开药权限的原因。

因为药物可以迅速缓解疾病带来的痛苦，所以很多人去医院看病的主要目的就是要开药、用药，然后病就好了。可是治病真的那么简单吗？在治病的过程中，医生的作用远远大于药物的作用，首先要判断疾病，在诊断没有确定之前，一般是不能用药的，除非是抢救或者暂时缓解症状。其次，医生要根据疾病的种类、时期、严重程度、病人身体状况综合决定该不该用药、如何用药。不是所有的疾病都需要用药的，比如最常见的感冒，因为感冒多数由于病毒感染引起的，而目前对消灭病毒尚无特效药，所以对付感冒的有效方法是多休息、多喝水，还有人体自身会用“发烧”这种办法来杀灭病毒，可是很多缺乏健康常识的人一见发烧就要医生帮助退烧，烧不退马上就责怪医生没用对药。

服药多了对人体不是好事，我们知道“是药三分毒”，因为所有的药物都要通过人的肝脏和肾脏排泄出去，服药势必会增加机体的代谢负担，而且对于人体来说，药物的过度服用会产生耐药，目前最严重的是抗生素的滥用，使得很多人在真正生病的时候总是找不到效果好的药，这样既影响了疾病的康复，又会造成经济上的巨大浪费。所以我们生了病需要看医生，听取医生的意见，尊重医生的建议才是对自己健康负责的表现。

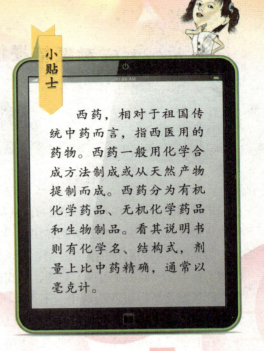

小贴士

西药，相对于祖国传统中药而言，指西医用的药物。西药一般用化学合成方法制成或从天然产物提制而成。西药分为有机化学药品、无机化学药品和生物制品。看其说明书则有化学名、结构式，剂量上比中药精确，通常以毫克计。

药有副作用

如果有人在你面前吹嘘，他有一种不含任何化学成分的中草药，你千万别信以为真。这人估计连中学化学都没好好学过。要拆穿这个人的胡说八道根本就不难，只要你学过中学化学，就知道世上的一切有形物质，全都是“化学物质”组成的，连纯净水和空气都是化学物质组成的，更何况中草药？

又如果，有人说他有一种没有任何毒副作用的药呢？这个时候，你也千万别相信他。如果你反问他“什么是副作用”，他恐怕就会傻了眼了：他连什么是副作用都不知道呢。

副作用是指一个事物在满足我们的需求之外，附带来的其他作用。比如，你去长跑，虽然你的目的是锻炼身体，但同时也会出一身汗，这身汗就是长跑的副作用。

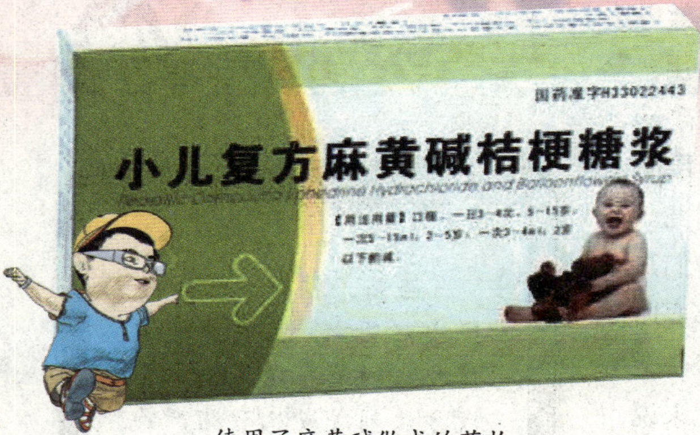

使用了麻黄碱做成的药物

再比如，你去洗澡，你的目的是洗干净自己的身体，但同时也要交水费，这水费就是洗澡的副作用。

在医学上，副作用的定义是：应用治疗量的药物后，出现的除了治疗目的以外的药理作用。

也就是说，副作用首先是在正常使用药物的前提下出现的。

出现副作用不是医疗事故，因为药量是正常的，而且医生们，包括很多的病人们，事先也都已经知道会出现这种副作用。

为了把药物的副作用弄个一清二楚，我们这就找一种药物来好好地看个究竟。药物实在太多，找哪个好呢？好吧，被我们选中的药就是：麻黄碱。

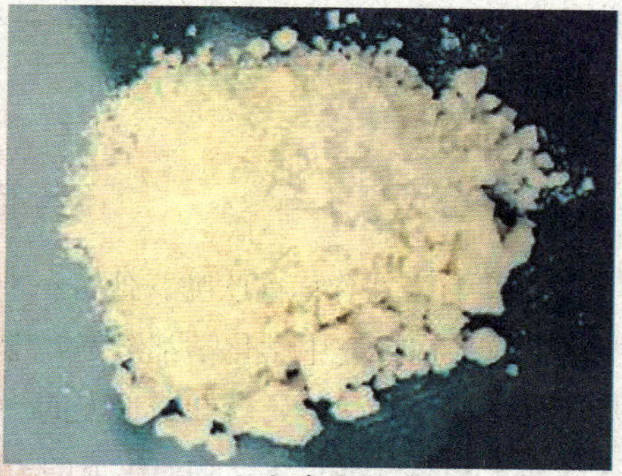
麻黄碱

麻黄碱之所以被我们选中，不光是因为它是从中草药麻黄中提纯出来的，也是因为在它的各种本领中，有“使鼻黏膜的血管收缩”和“使血压升高”这两项特点。

原来，麻黄碱是一种与肾上腺素受体结合的药物。由于肾上腺素受体在人体里到处都有，那么当我们用正常治疗剂量的麻黄碱时，它可能与人体各处的肾上腺素受体结合：当它与鼻黏膜的肾上腺素受体结合时，可以使鼻黏膜的血管收缩；当它与心血管的肾上腺素受体结合时，可以使人血压升高。

那么，在麻黄碱的“使鼻黏膜的血管收缩”和“使血压升高”这两大能耐当中，哪一个才是副作用呢？脑袋大了吧？

答案有点怪：副作用可能是前者，也可能是后者。

当我们用麻黄碱来治疗鼻塞时，我们的治疗目的是使鼻黏膜的血管收缩。可是麻黄碱它一出手，不但治好了鼻子，还会令我们的血压升高。所以这时候，血压升高就是麻黄碱治疗鼻塞的副作用。

换一种情况，当我们用麻黄碱来治疗低血压时，我们的治疗目的是使血压升高，这时麻黄碱使鼻黏膜的血管收缩的作用就成了副作用。

终于折腾清楚了！

原来一种药物的某种作用是不是副作用，取决于它是不是你想要的作用。现在我们可以站出来，跟那个吹嘘自己的药物没有任何副作用的家伙算账了。

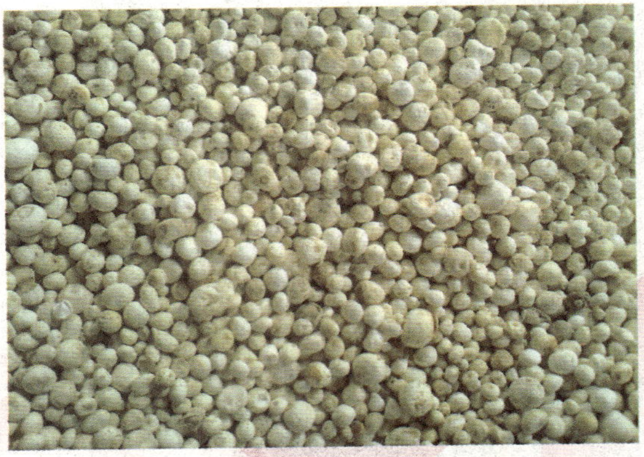

生半夏口服会引起呕吐，唇舌发麻，声音嘶哑等副作用

有人说中草药没有副作用，可是喝中药之后，恶心、大便干燥或变稀是怎么回事呢？难道这些都是大家想要在喝中药的时候得到的作用吗？这些叫做消化道反应的现象，就是药物中最常见的一种副作用。而事实上，一切药物都有副作用，而副作用大多数对人体无害。

副作用既然如此常见，医生们有没有什么办法来控制它呢？

放心啦，当然有咯。比如说，哌唑嗪是一种与肾上腺素受体结合的药物，第一次服用它时经常会出现头晕的现象。为了对付哌唑嗪的这种副作用，医生的脑筋一转，立刻就有了这么一个好主意：让患者在睡觉前吃第一次药。这样一来，不管有没有头晕，患者都是在呼呼大睡，不会影响到患者的正常生活。

药物还能过敏

药除了能治病，有副作用以外，还会引起人体的过敏。

别害怕，不是所有药物都会引起药物过敏的。我们先整明白，什么是药物过敏。

药物经口服、注射、灌肠或其他途径进入机体，引起一种特殊的全身性反应，有的在皮肤表现有各种皮疹，叫做药物性皮炎或药疹；有的仅表现为内脏损害；也有的除皮疹外还合并有内脏损害。

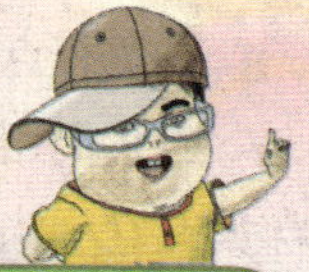

小贴士

安全用药是指根据病情需要，在选择药物的品种、剂量和服用时间等方面都恰到好处，充分发挥药物的最佳效果，尽量避免药物对人体所产生的不良反应或危害。

药物过敏也称药物变态反应，是由药物引起的过敏反应，是药物不良反应中的一种特殊类型，与人的特异性过敏体质相关，仅见于少数人。随着医药卫生事业的发展，药物过敏有增多的趋势，其预防要引起医生和患者本人的高度重视。

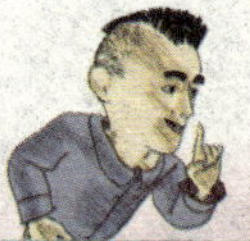

药物过敏一般发生于多次接触同一种药物后，首次发病具有潜伏期，再次发病则可即刻发生。药物过敏的发生一般是由于人体异常的免疫反应所致。这种反应总得来说都是对人体不利的。

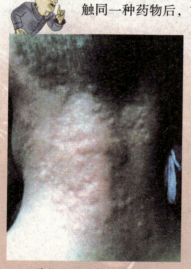

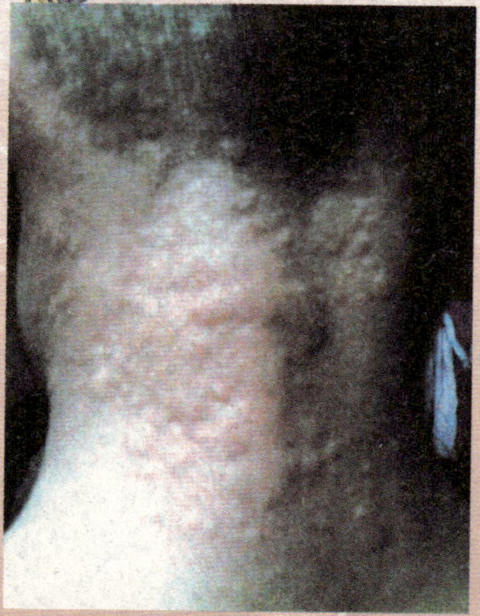

药物过敏引起的荨麻疹

药物过敏与药物的剂量无关。药物过敏一般应具有较典型的过敏性症状或体征。属于Ⅰ型过敏者往往有皮疹、皮痒、喷嚏、流涕、哮喘发作，甚至全身水肿，血压下降、休克等。属于Ⅱ型过敏者常有贫血、出血、紫癜等。属于Ⅲ型过敏者有发热、淋巴结肿大、关节肿痛、肾脏损害等。属于Ⅳ型过敏者常有湿疹、固定的疱疹，周界清楚的皮肤色素沉着等。目前药物过敏的评估和药物过敏的治疗原则是，首先停用致敏药物或强烈怀疑的致敏药物，其次是对症治疗。

药物过敏反应的发病率不高。主要有两种形式：一种是在用药当时就发生，称为即发反应；另一种是潜伏半个小时甚至几天后才发生，称为迟发反应。轻则表现为皮疹、哮喘、发热；重则发生休克，甚至可危及生命。

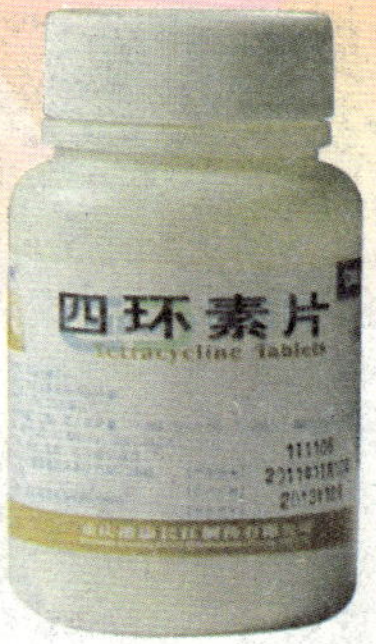

四环素片

过敏反应发生最多的药物有青霉素类，占用药人数的0.7%~1.0%。其他容易引起过敏反应的药物有氨基糖苷类，如链霉素、庆大霉素等；四环素族类如四环素；磺胺类如复方新诺明等；抗肿瘤抗生素如争光霉素；多肽类抗生素如二性霉素 B、氯丙臻、安乃近、普鲁卡因、氨茶碱、咳必清、胃复康、右旋糖酥、胰岛素、链激酶、蝮蛇抗栓酶、蕲蛇酶、糜蛋白酶、辅酶 A、ATP、细胞色素 C、抗毒血清、硫代硫酸钠、硫酸钡、碘造影剂等。

所以，在没有医生的指导下，千万不要胡乱吃药。安全用药非常重要。

目前，药物分为处方药和非处方药。处方药是必需凭执业医师或执业助理医师的处方才可以购买，并按医嘱服用的药物。非处方药是不需要凭医师处方即可购买，按所附说明服用的药物。非处方药适于病人容易自我诊断、自我治疗的小伤小病。但是尽管如此，我们依然不能想当然地吃药，一旦引起药物过敏，轻者浑身痒痒，重者能要了你的命。

药物的疗效谁说了算

插问

下面哪些药物可以被认为有效呢？

A. 广告做得好的药物。连广告都说疗效好的药物，它能不好吗？

B. 有人吃过这种药，然后病就好了，所以这是一种好药。

C. 经过实验，99% 的患者在吃了这种药后康复。

D. 经过实验，100% 的患者在吃了这种药后康复。

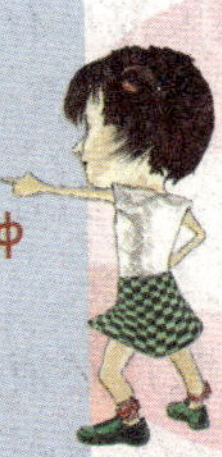

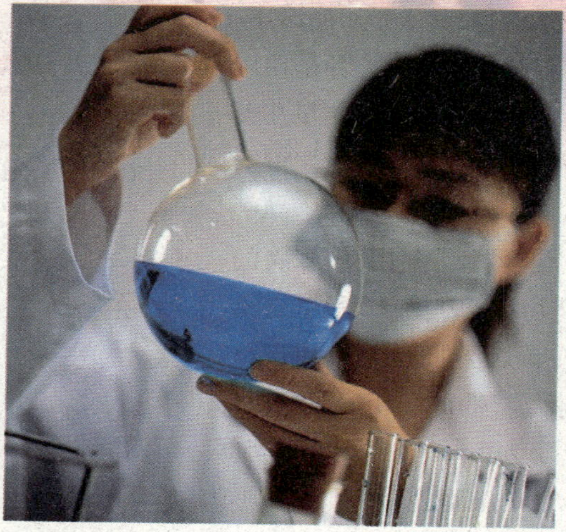

药物试验

恭喜你，你被耍了：以上ABCD四种情况的药，都不能被认为是有效的。

广告做得好，只能证明卖药的人兜里的钞票多。

如果因为有人吃了药病就好了，就认为这药有效，那当然也行不通。如果是他碰巧好了呢？如果他正好同时吃了别的药呢？如果他的病本来就很轻、不吃药也能好呢？一两个事例不能说明任何问题。

实践是检验真理的唯一标准。不过，什么99%、100%这些数据虽然听起来很厉害，可是它们还远远不够，还不足以让我们做出正确的评价。如果一种疾病（比如普通感冒）不吃药也能好，那么哪怕就是给患者吃干饭，也会百分之百康复的。

判断一种治疗方法是否有效，是一件比较复杂的事情。不信？嘿嘿，我们这就将我们平时经常喝的牛奶抓来，假设它是一种药，给牛奶做一个医学疗效评价实验。

给牛奶设计一个疗效评价实验。

有人说，牛奶是个好东西，多喝牛奶可以长高长大。这是不是真的呢？为了知道这种名叫“牛奶”的东西是否可以使人长高，让我们来设计一个评价牛奶疗效的实验。实验的结果，可能是牛奶会使人长高，也可能是牛奶不会使人长高，无论哪一个结果都是有意义的。

实验的第一步，永远是设计实验。设计实验比操作实验要重要得多。为了设计好实验，我们有几个特别重要的事情要认真考虑。

1. 对照

实验是必须有对照组的。

什么意思呢？也就是说，我们要把参加实验的人分为两部分：让一部分被实验的人喝牛奶，同时还要让另一部分被实验的人不喝牛奶，这些不喝牛奶的人被称为“对照组”。这两组的人，除了在喝不喝牛奶这个问题上有差别之外，其他各个方面应该都是相似的，只有这样才能比较出来喝牛奶的真实效果。

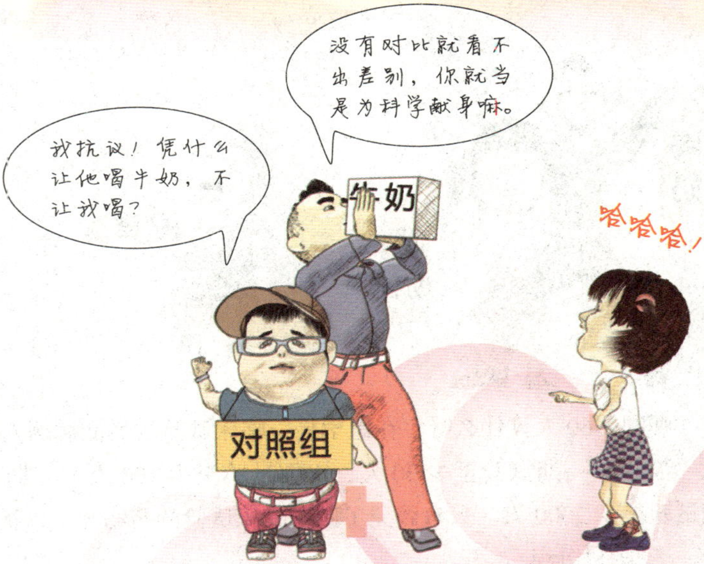
没有对比就看不出差别，你就当是为科学献身嘛。
我抗议！凭什么让他喝牛奶，不让我喝？
牛奶
哈哈哈！
对照组

实验的结果可不可信，首先就要看这个实验有没有对照组。没有了对照组，我们凭什么说喝牛奶的人的效果是因为喝牛奶造成的？年轻人长得快，身高本来就是会增加的。如果不喝牛奶的人（对照组）与喝牛奶的人身高增加相同，那么喝牛奶就不能使人长高了，对不对？

2.人数

我们找来飞飞和滴滴两人参加实验，飞飞负责喝牛奶，滴滴就当那个喝不到牛奶的对照组，那么我们的实验是不是就可以开始了呢？

当然不行啊！

人的身高是由很多方面因素来决定的。即使都不喝牛奶，飞飞也可能比滴滴多长高几厘米。所以，只有飞飞和滴滴两个人参加的实验是远远不够的。一个实验算上对照组，起码要有六十个被实验者才能说明问题。

这就好像你扔一次硬币结果是正面，但不能说扔硬币会100%出现正面一样。当你扔了很多次硬币之后，出现正面的次数和反面的次数才会比较接近真实的情况，

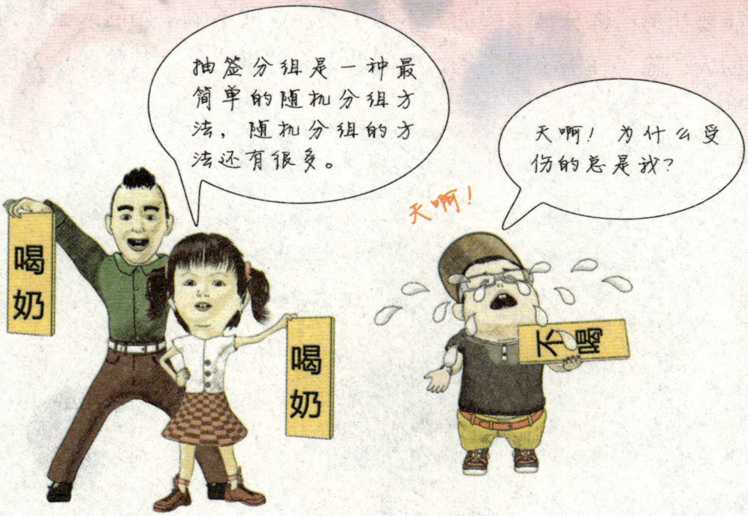
抽签分组是一种最简单的随机分组方法，随机分组的方法还有很多。
喝奶
喝奶
天啊！
天啊！为什么受伤的总是我？
不喝

我们也就可以得出比较正确的结论。

当然，60 人只是起码的要求。被实验的人数越多，结论越可靠。不过给他们买牛奶要花很多钱的。

60 人？太多了吧！

嘿嘿，60 人算什么呀？在医学界，临床试验的最低病例人数（还没加上对照组呢）要求：一期试验至少 30 人，二期试验至少 100 人，三期试验至少 300 人，四期试验至少 2000 人。只有做完了四期临床试验的药物才可以被审批上市出售。

3. 随机分组

我们已经有了对照组，有了 300 个被实验者。可如果恰巧喝牛奶的人都是本来就会长高个的人呢？那样的话就会出现一种假象：喝牛奶的人比不喝牛奶的人长得高。

我们一旦被这假象蒙蔽，就会得出结论：喝牛奶可以使人长高。

但是这个结论却可能是假的。这样的结论对卖牛奶的人有好处，但是却违背了我们探索真相的科学精神。

怎样防止这种事发生呢？用随机的方法来分组。

4. 盲法

顾名思义，盲法就是不让对照组知道他没喝奶，就像让他的眼睛看不见了一样。为什么要这样做呢？没有人愿意比别人差，如果对照组知道自己没喝奶，可能会给自己开开小灶，比如多吃点肉什么的，那就会影响实验的结果。

所以，嘿嘿，我们就弄点儿小花招，给对照组喝一种样子和味道都很像牛奶的液体，这样的东西叫做“安慰剂”。安慰剂对人体无毒无害，也没有任何药理作用。

需要说明的是：不是所有的实验都用盲法。

5．知情同意书

为了让实验顺利进行，我们还应该让所有参加实验的人在知情同意书上签字。

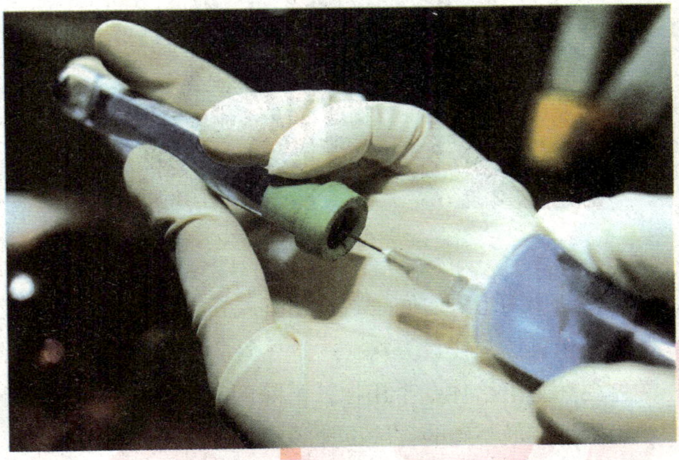

生化实验：注射药品

知情同意书，是医师们用来帮患者维护权利的。这份文件会告诉患者：我们要做的是一个什么实验、这个实验的目的是什么、可能对患者产生哪些影响等等。在患者充分了解之后，自愿同意参加实验。

好啦，咱们这个实验本身倒不难，量量身高就可以啦。

之后我们会得到实验的结果：每个人在每天喝奶或不喝奶几年之后，身高变化的数值。

把科学的统计方法搬出来

喝牛奶这个实验的数据出来之后，也就是当我们替所有参加实验的人量好了身高之后，把喝牛奶的人长高的数值加在一起，再把对照组长高的数值加在一起，然后比较这两个数的大小。

错！有了身高数据之后，我们不能将它们进行简单的相加和对比。

假如我们把这些数值加完之后，喝牛奶的人比对照组多 1 厘米，就可以说喝牛

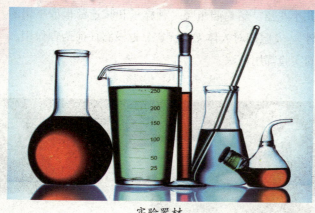

实验器材

奶比不喝牛奶长得高吗？不能。这就像你扔一百次硬币，出现 51 次正面，49 次反面，不能说出现正面的可能性比反面多一样。

我们要将科学的统计方法搬出来，请统计学帮忙。

统计学是无数代数学家研究开发出来的法宝，有很多数学计算公式可供选用。我们利用统计学，可以经过计算判断出两组人之间是否真正有差异，排除掉各种干扰。

至于具体怎样计算嘛……这个计算的过程实在是太麻烦了，有的算法你还没有学过呢。为了给你一个用加减乘除四则运算就可以算出的结果，作者只好把这个已经用了很多最基础的方法设计的实验进一步简化了：

这个实验原本的题目是“喝牛奶能否使人长高”，但处理实验结果需要复杂的运算，对你来说有点儿难，我要讲清楚也很难。所以我们只好暂时把题目改为“喝牛奶能否使人身高超过一米七”，计算起来就简单多了，虽然这题目听起来不是一般的傻……

实验的题目虽然改了，但是设立对照组、足够的人数、随机分组、盲法却是一切医学实验永恒的原则，也就是说我们之前所做的都不变。

改变的是什么呢？是我们统计身高的数据形式。我们之前是为了研究喝牛奶能否使人长高，所以我们测量了每个人的具体身高数值。但我们现在只要研究喝牛奶能否使人身高超过一米七就可以了，所以我们只要测量每个人的身高是否超过一米七就可以了。

假设，我们的测量结果是：

A＝喝了牛奶后，身高超过一米七的人数＝100

B＝喝牛奶后，身高没超过一米七的人数＝50

C＝没喝牛奶，身高超过了一米七的人数＝50

D＝没喝牛奶，身高没超过一米七的人数＝100

是啊，现实中一共这四种情况。接下来怎么办？

仍然是用统计学来处理实验结果。不过这次，由于实验被大大地简化了（简化过程中也丢失了好多信息，肯定没有简化之前得到的结论可靠），所以可以勉强用加减乘除四则运算来计算出一个结果。

这是统计学中最简单的“卡方检验”，计算公式如下：

$(A \times D-B \times C)\times(A \times D-B \times C)\times(A+B+C+D)\div[(A+B)\times(C+D)\times(A+C)\times(B+D)]$＝卡方值

什么？计算还是太复杂了？

这……真的已经很简单了嘛！

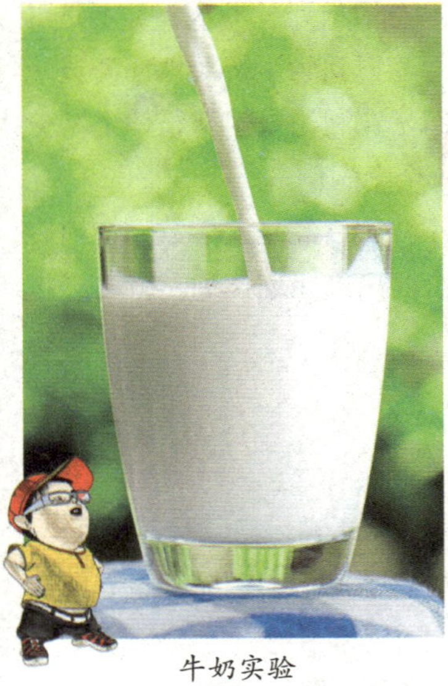

牛奶实验

经过简化的牛奶实验的结果：

好啦，把A、B、C、D四个数代进这个公式，算出最后的“卡方值”吧。

其实，如果你学了分数和平方数，就可以把这个公式写成另一种形式，你会发现这其实是一个很美的公式。科学公式其实都是很美的，大概因为大自然本来就是美丽的吧。

如果最后算出的这个“卡方值”比3.84大，就说明各组之间的差异不是偶然形成的，是经过统计学检验有意义的，也就是可以认为喝奶对使人的身高超过一米七起到了作用。否则就没有统计学意义，不能说喝奶会使人的身高超过一米七。

注意：这只是一个例题，所有的数据都是我瞎编出来用来计算的。真要研究这个问题，还需要真的来做这个实验，真的来计算结

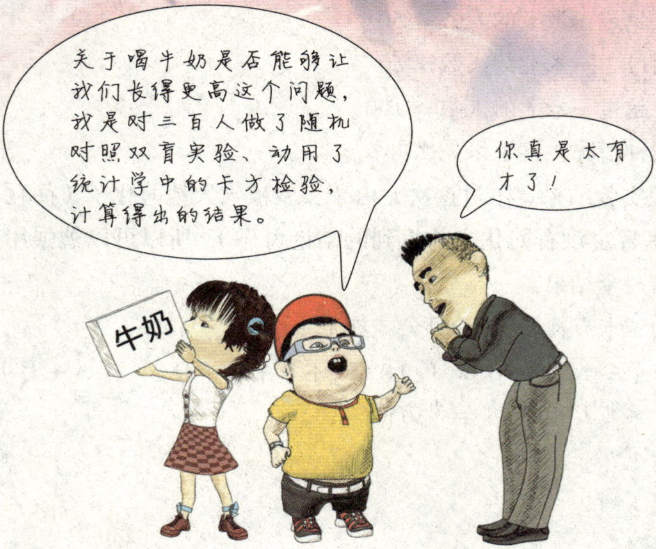
关于喝牛奶是否能够让我们长得更高这个问题，我是对三百人做了随机对照双盲实验、动用了统计学中的卡方检验，计算得出的结果。
你真是太有才了！
牛奶

果才可以。

一定会有人问：如果算出来的结果是“可以认为喝牛奶对使人的身高超过一米七起了作用”，但是实验中就有人喝了牛奶而身高却没有超过一米七啊！

这其实是个逻辑问题：人和人是不同的。如果有个人不喝牛奶的话只能长到一米五，喝牛奶的话长到一米六，是不是可以认为牛奶对他向海拔一米七的高地冲锋起到了一定促进作用呢？更何况，我们是在利用数学从整体上来分析问题，利用了所有的病例信息，而不是单独地观察一个个病例。

那么？我们为什么要把“卡方值”和 3.84 比较大小？这已经是大学数学的内容了！对于还没学过大学数学的人来说，哪怕只拿这些东西出来比划比划，就已经挺了不起了。

抗炎药的两大军团

这里特别说一说抗炎药。

当细菌们试图入侵人体的时候，人体内的免疫系统丝毫也不会退缩，奋起向这些外来的入侵者发起了进攻。

白细胞战士们乘上血液交通线，迅速地抵达战场，将敌人们包围起来。

人体体温升高，其实就是体内白细胞在和入侵的病菌在战斗。

在人体免疫系统与入侵的病菌的战争中，如果形势对人体不利，就需要到医院

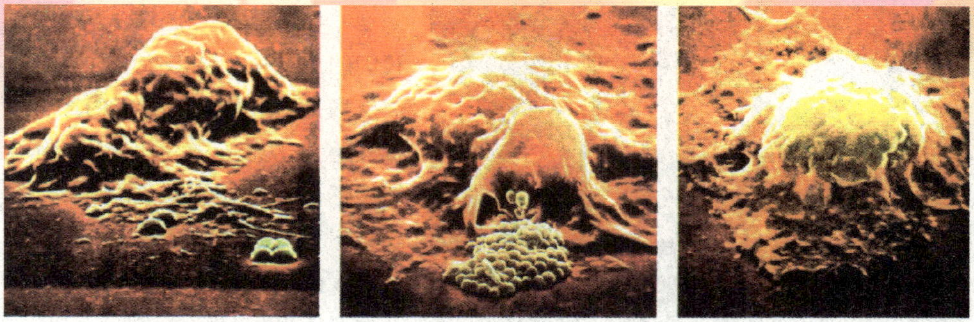

白细胞吞噬细菌的过程

请来第三方军队助战。这支军队中有抗生素，也有抗炎药，它们是用来化解这场名叫“炎症”的战争的。

那么，炎症又是个什么东西呢？

“炎”这个字，是俩火字叠在一起。想想看火热的东西给人什么感觉？一个炎字概括了炎症的基本表现：红肿热痛。

当你的身上有个地方发红、变肿、发热、发痛时，十有八九是炎症——其实蚊子咬的包也可以看作一种局部炎症喔。

那么，炎症是什么呢？它是人体的免疫系统在作战的表现。

为了防备外敌入侵，生物体自身配备有对抗外来细胞的军队。这支军队能识别人体几乎所有的细胞，以免误伤自己的细胞。

大多数时候，免疫系统会将外来的细胞击退。红肿热痛变为脓液，那是无数白细胞战士的尸体。最后战场将恢复平静。

但是，有两种情况，会使人生病。

小贴士

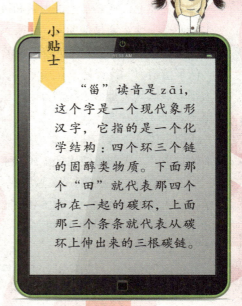

“甾”读音是zāi，这个字是一个现代象形汉字，它指的是一个化学结构：四个环三个链的固醇类物质。下面那个“田”就代表那四个扣在一起的碳环，上面那三个条条就代表从碳环上伸出来的三根碳链。

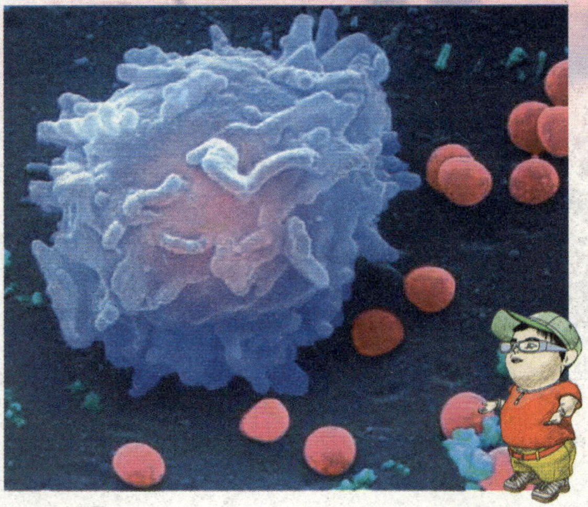

白细胞

一种情况是：敌人过于强大，我们的免疫系统被击败了。由于这类疾病是由外敌入侵引起的，我们将其称为“感染”。我们用来对抗细菌感染的药物叫做“抗生素”。

还有另一种情况是：根本没有外敌入侵，而城管们又因为种种原因没有认出我们自己的细胞，反而将它们当作是敌人。结果就是城管们滥杀无辜。这类疾病被称为“自身免疫疾病”，其实是很常见的。最有名的自身免疫疾病就是风湿。

为了平息自身免疫疾病，或是为了缓和感染，我们使用抗炎药。

虽然普通老百姓经常把抗生素和抗炎药混为一谈，但是在医学里，它们不是同一个东西——抗生素是帮助人体免疫系统消灭侵略者的，而抗炎药……呵呵，正好相反，抗炎药是来对付人体免疫系统的。

信不信由你，抗炎药不是用来对抗外敌的，反而是用来对付人体免疫系统的，因为很多疾病其实是由于我们自己出了问题。抗炎药大军分为两种：甾体抗炎药和非甾（音zāi）体抗炎药。

所谓甾体抗炎药，其实就是肾上腺糖皮质激素。因为它的核心是甾，所以被称为甾体抗炎药。大剂量使用糖皮质激素时，它的主要作用是有效地抑制人体免疫功能，所以在自身免疫疾病、器官移植、皮肤病等领域有着广泛的应用，它也是现代医学的几大王牌药物之一。在SARS流行的年代，我们不知道用什么药物可以打败SARS，这时候糖皮质激素披挂出马，不辱使命。糖皮质激素的弱点是：它的副作用太大了，这限制了它的使用。

非甾体抗炎药，就是除了肾上腺糖皮质激素之外的抗炎药物。它们没有激素那么大的副作用（虽然药效也比激素小），所以可以得到广泛的应用。非甾体抗炎药还有一个名字，叫做“解热镇痛抗炎药”，代表药物有阿司匹林、扑热息痛、芬必得等等。

中药的禁忌

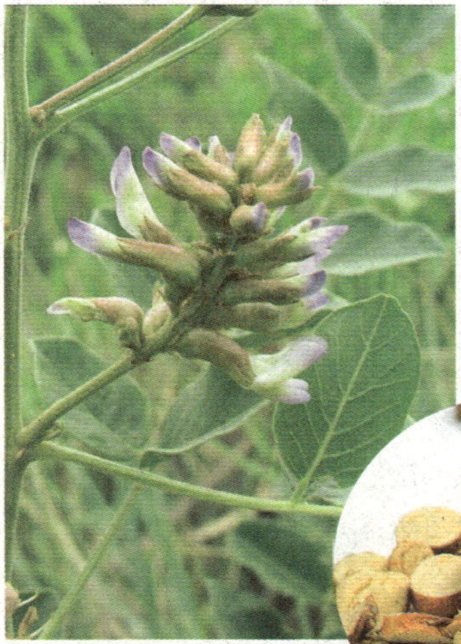
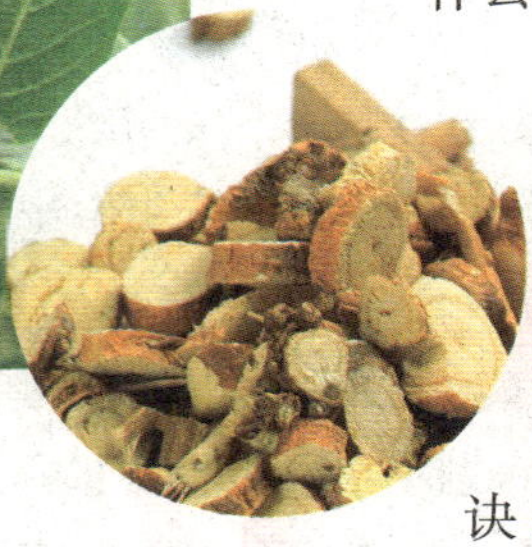
甘草

说到药，咱们来说说中药。

中医是中华民族贡献给人类医疗事业的瑰宝，中药则是这瑰宝上一颗璀璨的明珠。

但是，这不等于中药可以乱吃。很多人认为，中药是纯天然的，所以中药是很安全的，毒性比西药少。但事实并非如此。是药三分毒，中药该怎么吃，什么时候吃都是很讲究的。

例如甘草。甘草是中药的一种，有抗炎，抗过敏，解毒，治疗气喘咳嗽，缓解胃痛等作用。但是，如果甘草和某些中药在一起，就会出大问题。

有一首关于中药的简单的记忆歌诀：“本草明言十八反，半蒌贝蔹芨攻乌，藻戟遂芫俱战草，诸参辛芍叛藜芦。”说的就是中药配伍中的禁忌。具体解释来说就是，半夏、瓜蒌、贝母、白蔹、白芨等中药反乌头类中药；海藻、大戟、甘遂、芫花等中药反甘草；人参、丹参、玄参、沙参、细辛、芍药等中药反藜芦。

在宋代时期，古人就把重要的配伍禁忌药物具体加以总结，即“十八反”“十九畏”。是说以上中药配伍应用时，可以产生毒副作用，对人体造成损害，所以不能相互配伍应用。这是古人在实践中逐渐总结出的其性味功能的相反畏恶，从而在很大程度上保证了在用药上的安全。

目前医药界共同认可的配伍禁忌，有“十八反”和“十九畏”。

十八反：甘草反甘逐、大戟、海藻、芫花；乌头反贝母、瓜蒌、半夏、白蔹、白芨；藜芦反人参、沙参、丹参、玄参、细辛、芍药。

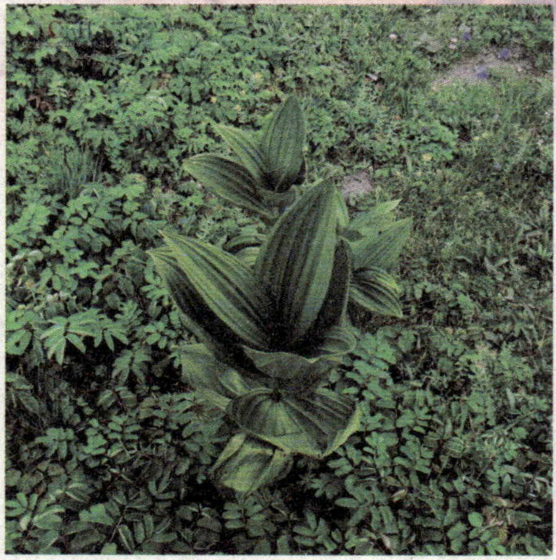
藜芦

十九畏：硫黄畏朴硝，水银畏砒霜，狼毒畏密陀僧，巴豆畏牵牛，丁香畏郁金，川乌、草乌畏犀角，牙硝畏三棱，官桂畏石脂，人参畏五灵脂。

对于“十八反”“十九畏”作为配伍禁忌，历代医药学家虽然遵信者居多，但亦有持不同意见者。有人认为““十八反”“十九畏”并非绝对禁忌，在某种特殊情况下，相反药同用，能产生较强的功效。倘若运用得当，可愈沉疴痼疾。但这些都是医学专家们的专业研究，我们小朋友只要知道中药有配伍禁忌就可以了。

除了谨慎使用上面所说的““十八反”“十九畏”药物配对之外，还要注意少用或勿用一些毒性较强的中药，如朱砂、雄黄、雷公藤、生南星、草乌、商陆、斑蝥、蜈蚣、蝎子、毒蛇等。

除了中药，食物中也有很多天生冤家。中医认为下列食物也不能搭配着一起吃，这是吃东西的禁忌，希望大家多多注意，别不小心中了毒！

菱角配猪肉，会引起肚子痛；柿子配白酒，会引起中毒；栗子配牛肉，会引起呕吐；蜂蜜配洋葱，会伤眼睛；西瓜配羊肉，会伤元气；萝卜配木耳，会得皮炎；狗肉配绿豆，会引起中毒；蜂蜜配豆腐，会耳聋；芹菜配兔肉，会引起脱发；香蕉配马铃薯，面部会生斑；芹菜配鸡肉，会伤元气；香蕉配芋头，会腹涨；鸡蛋配鹅肉，会伤元气；花生配黄瓜，会伤身；苋菜配甲鱼，会中毒；萝卜配水果，可致甲状腺肿大；对虾（包括某些海鲜）配维生素 C，可致砷中毒；鲤鱼配甘草，会引起中毒。

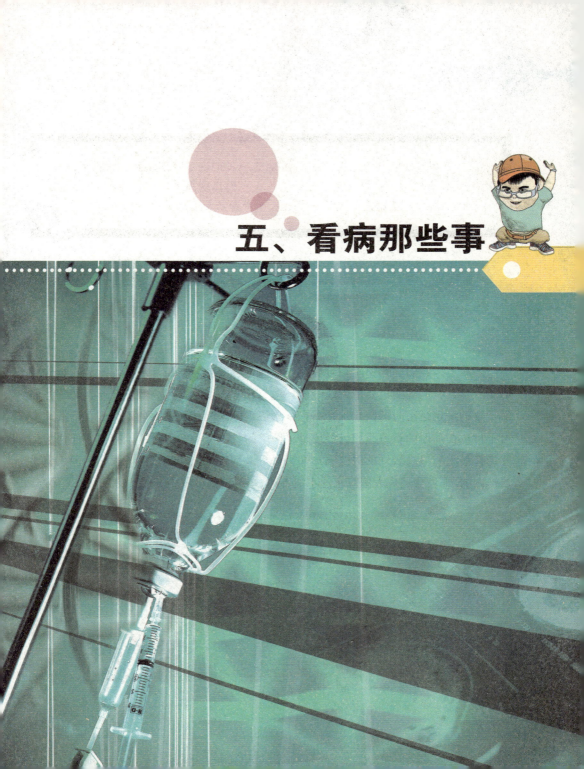

五、看病那些事

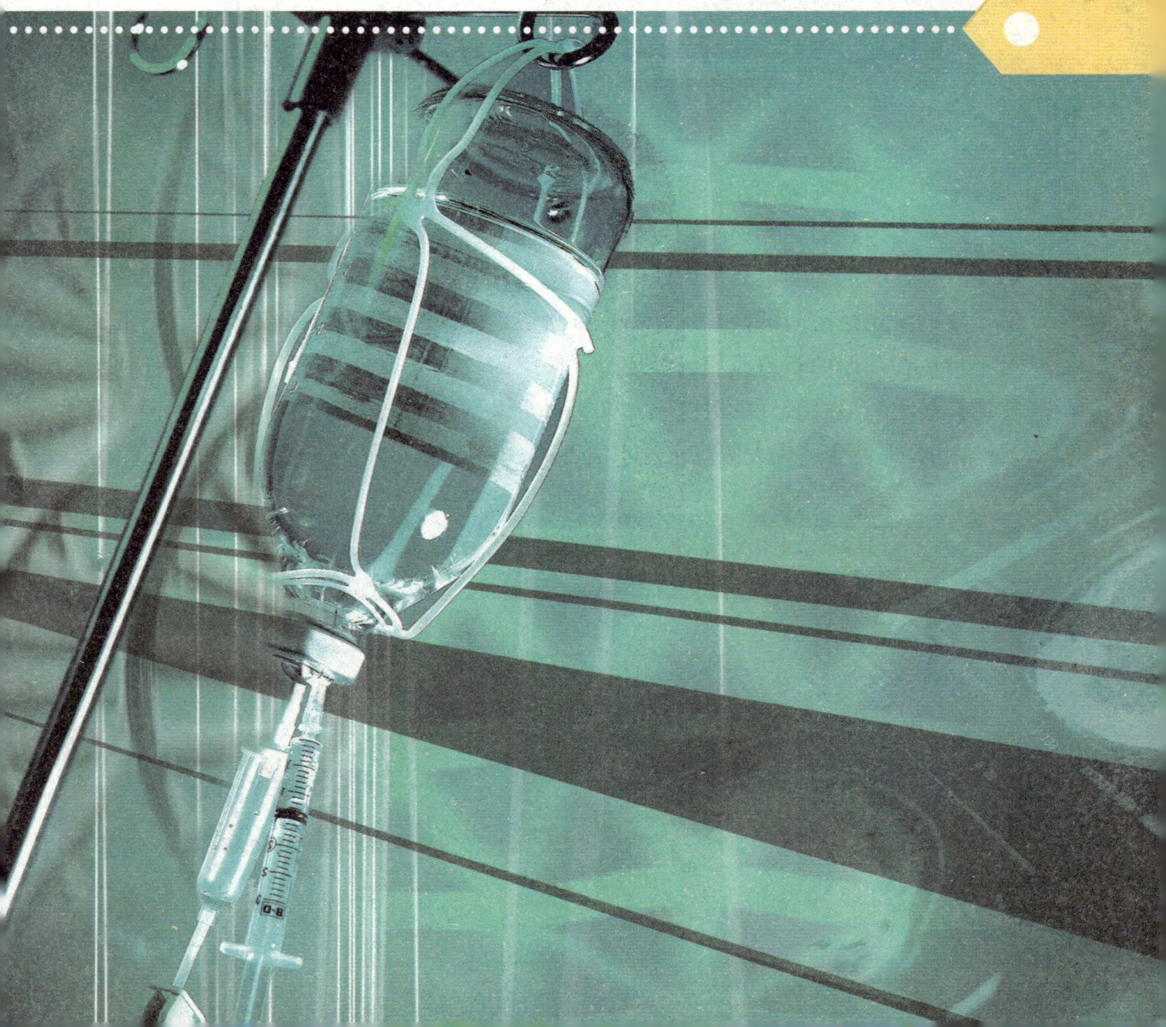

自从人出生的第一天开始，医院就和我们结下不解之缘，我们在医院呱呱坠地，我们在这里打针吃药，我们在这里看门诊、看急诊甚至住院治疗，医院是我们绝大多数人生命开始和终结的地方。

插问 假如我现在生病了，我该去哪家医院呢？

看病要学会选医院

生病了，我们到哪家医院看病呢？如何了解医院的特长和水平呢？和吃饭选饭店不一样，我们确实也要考虑医院的环境、服务态度、费用高低、交通状况等，但最重要的一定是医院的医疗水平——一顿饭不好吃没什么，看病不找到合适的地方可不行。在前面的章节我们已经说过了医院的分级分类，那是不是我们看任何病都要选择最大和最高级别的医院呢？如果每个人都这么想和这么做（很多中国人就是这样做的）那就会造成大医院永远水泄不通，小医院门可罗雀。大医院医生水平再高，

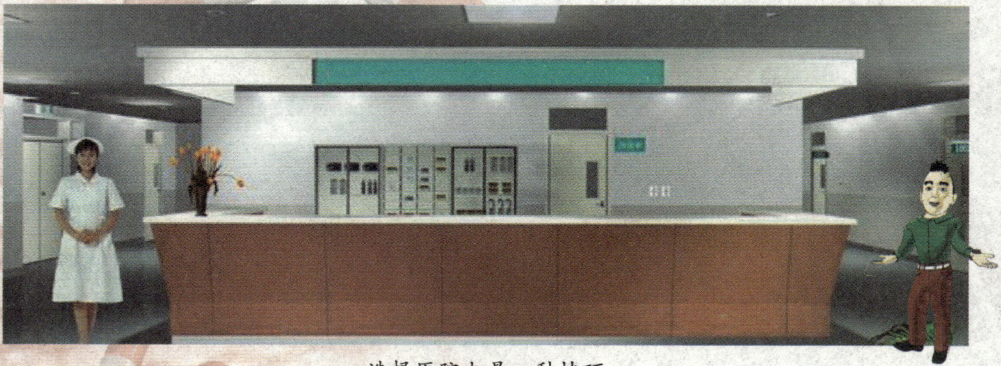

选择医院也是一种技巧

也没有足够的时间和精力去应对那么多的病人，服务质量也得不到保证。

其实对于很多常见病、慢性病，在小医院看，不但能够达到同样的疗效，还能够少排队、少花钱、离家近。对于部分病情复杂的病人，可以选在一级、二级医院先检查，节约时间，然后有了初步结论再到三级医院找专家进一步确诊和寻找治疗方案，这样可以把有限的三级医院医疗资源充分利用到疑难杂症的病例中来，同时也能够让基层的一、二级医院做好百姓的基本医疗保障工作，因为这里有更多的全科医生，他们能够对多数的慢性病和小毛小病进行有效的治疗，而且减少排队。这就是世界上通行的分级诊疗措施。可为什么在中国做不到这一点呢？为什么在中国很多场合人们不喜欢排队，到处是拥挤的、争抢的场景——除非有强制排队的措施？对看病这件事来说，根本原因当然是资源短缺，好医生、好医院偏少，另外的重要原因就是我们没有建立分级诊疗的看病秩序，老百姓也没有规范排队的习惯。我们老百姓没办法改变前两点，但我们可以聪明的选择合适的医院。

总之，看病是一门学问，选医院也是一门学问，掌握好了可以让自己更健康，让医院更有效的提供服务。

看病为什么要挂号

生病后来到医院，先预检再挂号，这是进入医院看病流程的第一步，也是看病很多次排长队的第一次。小朋友会问，能不能取消挂号呢？回答这个问题，还是先要了解挂号的作用。

挂号的第一个作用是精确导向作用。挂号是为了让病人选择好自己应该去的科室、找到针对其疾病的医生，前面我们已经说过医院里部门很多，当你骨折了，你必须去骨科就诊，挂错了号，别的医生是不能给你看的。

挂号的第二个作用是维持秩序、引导排队。病人按照时间顺序排好序号，这代表着患者的就诊顺序，有了这个序号，可以让患者合理安排时间，并且能够以此来保证诊室的秩序，不要在诊室门口拥挤抢先。

挂号的第三个作用是给医生、医院合理的报酬。挂号费其中一部分是医生的诊疗收入，代表了医生给病人进行诊治过程中的劳动所得，由于我国还远远不能达到

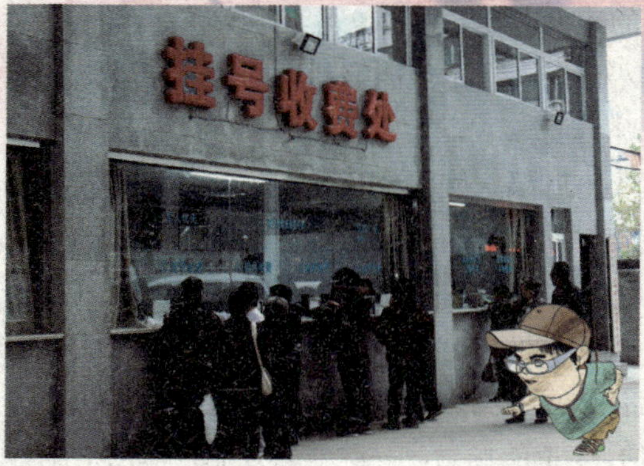

医院的挂号处

全民免费医疗，这就需要患者承担一定的费用，以此来补充政府在医疗卫生上投入的缺口，医院的建设需要钱、医务人员的培养过程需要钱，医生劳动需要得到相应的劳动报酬，所以根据医院和医生的等级会收取一定的挂号费，当然，除了目前大医院部分著名专家的特需挂号费超过100元，中国大部分医院的挂号费只有几元到十几元，而且要知道挂号费不是全都给医生的，是由医院统筹分配的。如果有一天你出国看病的时候，发现多数国家的挂号费相当于几百元或者几千元人民币的时候，你会突然觉得你其实还是幸福的。

挂号的另一个重要作用就是契约作用。通过挂号也就算病人和医院签订了契约，医院受契约的约束，患者受着契约的保护，通过这个契约，病人能够得到医院负有法律责任和道德义务的医疗服务，假设没有这个契约，就无法证明医生和病人之间存在医疗关系，医患的权益均无保障和约束。因此，一旦挂了号，医生就必须按照诊疗常规进行医疗行为，保证医疗质量和安全。

由此看来，看病要挂号，而且要合理挂号，找到合适的医生，是完成一次看病之旅的前提。随着网络时代的到来，医院管理水平和人民素质的不断提高，通过各种网络手段提前预约挂号也越来越普遍，相信在不久的将来，医院挂号排长队的现象会成为历史。

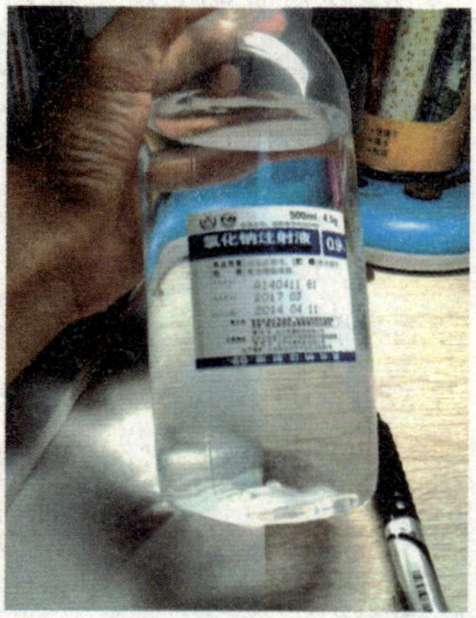
生理盐水

打针和吊盐水都是必要的吗

生病了需不需要打针或者吊盐水？是不是打针输液比吃药更有作用？

小朋友感冒发烧的时候，很多家长一到医院就立即要求医生开盐水，似乎只要补液一上去，病就马上好了。

所谓的盐水，就是一定浓度的葡萄糖或生理盐水，而这些东西真正的目的只是给一些药作稀释剂，就像泡糖水，糖才是真货色，水是辅助剂。由于静脉补液是将药物直接注射到患者体内，直接通过血液循环到达生病的地方，相对比口服药物来说，吸收更好，作用更快，所以对于很多疾病重、身体自身抵抗力已经无法战胜疾病的患者来说，补液是很好的治疗手段，特别对某些消化道疾病或者手术后不能吃东西的病人，补液起到了救命的作用。

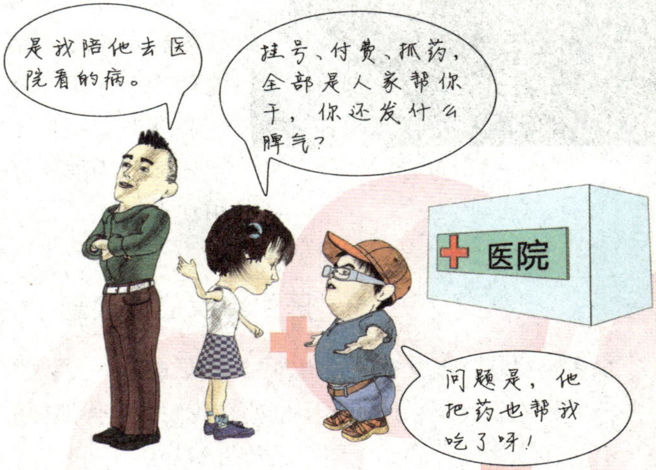
是我陪他去医院看的病。
挂号、付费、抓药，全部是人家帮你干，你还发什么脾气？
医院
问题是，他把药也帮我吃了呀！

世界卫生组织一直建议减少补液的应用，因为补液除了作用快，效果好外还有很多缺点，包括发生气栓、液体污染、药物过敏、耐药、心功能衰竭的可能。其实在世界上大多数国家，一般的疾病医院是不会给病人打针或者补液的。只有需要抢救或者手术前后的人才可能挂盐水！而感冒发烧，即使到40度，医生连药都不会给你开，直接让你回家拿冰块敷敷或擦酒精，因为绝大多数感冒是病毒引起的，发烧是身体的保护性反应，吊盐水完全没必要。

我们的心脏就像一个水泵，突然通过补液往里面加了几瓶水，显然增加了心脏负担，尤其是补液过快时，对于老年人，出现心衰是常见的事。而且身体里液体多了，肾脏马上要加班干活，来排出水分和药物，又加重了肾脏的负担。很多药物还会对肝功能有损害，肝脏也不乐意了。打针和吊盐水还把外面的东西直接带进体内，药物、补液、注射器、皮条在生产运输、储存、使用的任何一个过程中出现污染，都可能给病人带来菌血症甚至败血症的恶果。而且即使是做了皮试，医生也没法保

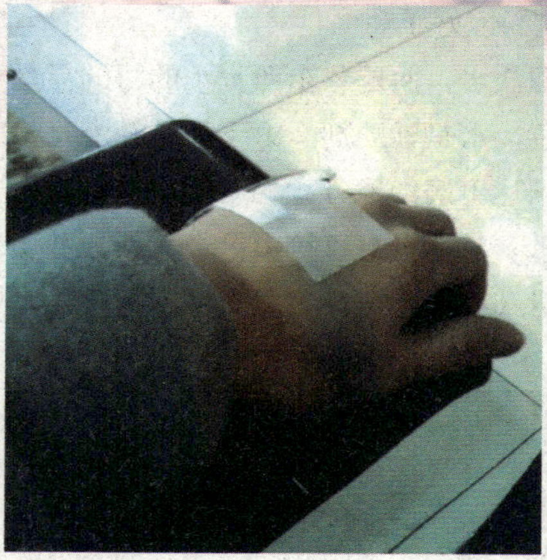
正在打吊针

证不发生输液反应和过敏反应。而不论病情轻重就用药，更会让我们的身体产生耐药性，等到真正重病需要用药，药物已经不起作用了。

既然吊盐水有这么多不好的作用，为什么我们国家还这样呢？要知道我国人均补液数量比世界平均水平高好几倍！这件事上社会、医生、病人、管理机构都有自己的责任。作为病人来说，至少要知道一个道理——“能吃药就不打针，能打针就不输液”，不要一到医院就缠着医生要打针吊盐水，而医务人员也不要因为追求经济利益或怕麻烦就随意开出盐水来。

医生给我们做检查

很多小朋友有过看病的经历，比如感冒发热，一到医院，本来以为医生看看喉咙，开些药回家吃就行了，但是医生偏要给我们做这样那样的检查，比如要抽血查血常规，有时还要查胸片和心电图，为什么不直接开药呢？安排检查是因为医生想多赚钱吗？其实这真是错怪了医生，对医生来说，开药是最简单的事情，外面那么多病人等着，直接开点药让病人回去吃，这对医生来说最省事。但是职业的操守和制度决定了医生必须先诊断、再治疗——对病下药才能药到病除，而诊断除了依靠医生的智慧外，各种辅助检查是科学诊断的重要武器。

插问

古代的华佗和扁鹊这些神医没有任何设备也一样看好病，为什么现在有了这么多的检查设备，还有那么多漏诊和误诊呢？

比如普通感冒为什么要查血常规甚至拍片呢？因为首先医生要确定这是不是普通感冒，就算是感冒还要区分是病毒感染还是细菌感染。血常规可以协助判断感染性质，如果是病毒感染，就不要什么治疗，只要回去多休息、多喝水就行了。如果是细菌感染，治疗方法就不一样了，可能要使用抗生素来消灭细菌。拍胸片的目的是看看肺里有没有炎症出现，如果有，那就要拟定全面治疗计划了，尤其是老年人，肺炎治疗不及时可能会导致心脏功能衰竭而死亡。

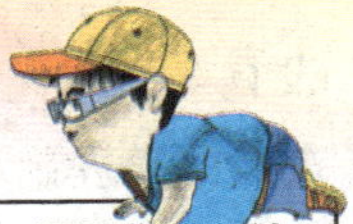

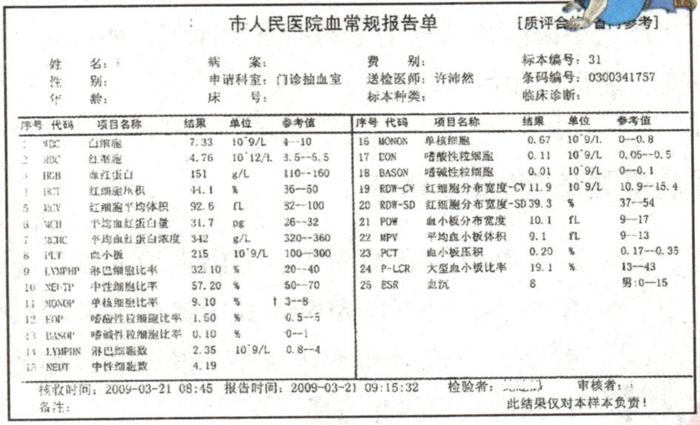

市人民医院血常规报告单　[质评合格 　参考]

姓　　名：　　　病　　案：　　　费　　别：　　　标本编号：31
性　　别：　　　申请科室：门诊抽血室　　　送检医师：许沛然　　　条码编号：0300341757
年　　龄：　　　床　　号：　　　标本种类：　　　临床诊断：

序号	代码	项目名称	结果	单位	参考值
1	WBC	白细胞	7.33	10^9/L	4--10
2	RBC	红细胞	4.76	10^12/L	3.5--5.5
3	HGB	血红蛋白	151	g/L	110--160
4	HCT	红细胞压积	44.1	%	36--50
5	MCV	红细胞平均体积	92.6	fL	82--100
6	MCH	平均血红蛋白量	31.7	pg	26--32
7	MCHC	平均血红蛋白浓度	342	g/L	320--360
8	PLT	血小板	215	10^9/L	100--300
9	LYMPHP	淋巴细胞比率	32.10	%	20--40
10	NEUTP	中性细胞比率	57.20	%	50--70
11	MONOP	单核细胞比率	9.10	%	↑ 3--8
12	EOP	嗜酸性粒细胞比率	1.50	%	0.5--5
13	BASOP	嗜碱性粒细胞比率	0.10	%	0--1
14	LYMPHN	淋巴细胞数	2.35	10^9/L	0.8--4
15	NEUT	中性细胞数	4.19		
16	MONON	单核细胞	0.67	10^9/L	0--0.8
17	EON	嗜酸性粒细胞	0.11	10^9/L	0.05--0.5
18	BASON	嗜碱性粒细胞	0.01	10^9/L	0--0.1
19	RDW-CV	红细胞分布宽度-CV	11.9	10^9/L	10.9--15.4
20	RDW-SD	红细胞分布宽度-SD	39.3	%	37--54
21	PDW	血小板分布宽度	10.1	fL	9--17
22	MPV	平均血小板体积	9.1	fL	9--13
23	PCT	血小板压积	0.20	%	0.17--0.35
24	P-LCR	大型血小板比率	19.1	%	13--43
25	ESR	血沉	8		男:0--15

核收时间：2009-03-21 08:45　报告时间：2009-03-21 09:15:32　检验者：　　审核者：
备注：　　此结果仅对本样本负责！

血常规报告单

通过上面这个简单的例子，我们就知道医生做检查的意义了，现代医疗水平的每一次提高都离不开医学技术的进步——包括新检查方法的出现，比如我们的 CT 检查、核磁共振检查、胃肠镜检查，还有更先进的基因检查，所有的检查手段都为我们认清疾病起到了重要作用。

其实，现代任何一个小医生的水平都已远远超过了扁鹊和华佗，疾病诊断的准确率和治疗的有效率是过去的神医都不敢想象的。拿一个简单的疾病来说，胆囊结石目前用 B 超来诊断，简单快速，但是凭经验诊断，很难鉴别胆囊炎、胰腺炎、胃炎等。有人要问，一个病为什么要做那么多检查呢？比如肚子痛，医生可能要同时考虑十几种可能，每一种疾病的诊断和治疗方式都可能不同，一旦判断失误而选择了错误的治疗方式，轻则延误病情，重则给病人带来致命的伤害。比如同样是发热，血液检查等有助于判断是否有炎症，影像学检查帮助我们了解是否体内有肿瘤，如果考虑血液病，还要做骨髓穿刺呢。引起发热的原因有成千上万种，不知道原因能治好疾病吗？就

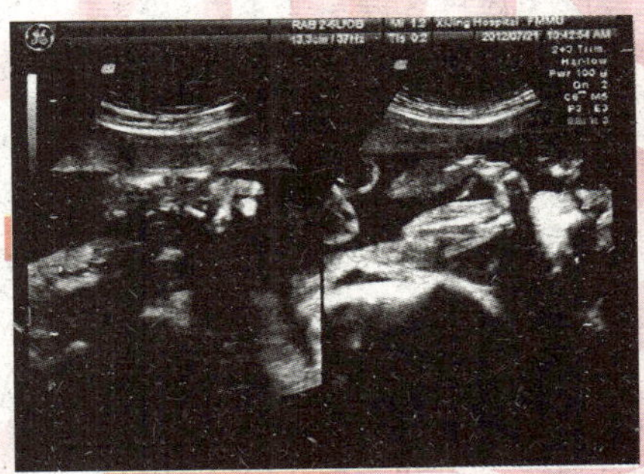

B 超影像

算是治好了，那也是自己好的，或者治疗的时候“瞎猫碰到死耗子”，相信没有病人喜欢随便试试看的医生吧？

如果医生们都靠经验诊断，没有各类现代化检查的帮助，误诊、漏诊的情况比现在不知道要多多少倍呢。有了现代医学理论和检查设施，医生的判断才更有底气，治病也更有把握，这也是大医院往往比小医院诊断水平更高的重要原因。所以到了医院，不要排斥检查，要相信检查的重要性和科学性。

在医院里要安静和守秩序

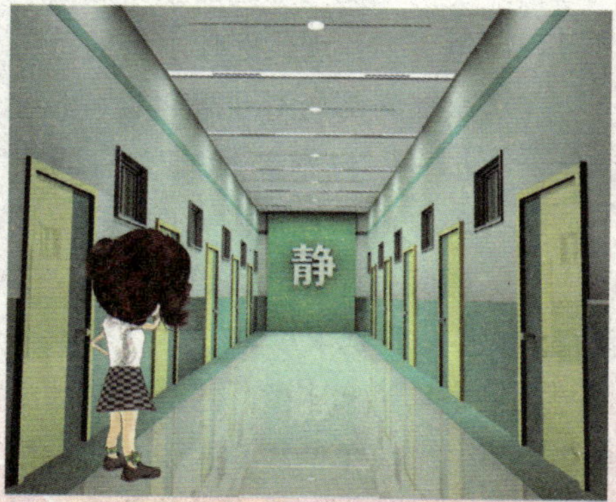

医院是个需要安静的地方

在世界各地旅游，中国人给大家留下的可不全是好印象啊，其中最受人指责的就是大声说话和不守秩序。没办法，都是在国内养成的坏习惯。

在公共场所不大声喧哗是基本的社会公德。我们在医院里的很多地方都能看到写着大大的“静”字，为什么医院里特别强调要安静呢？因为医院里是看病和治病的地方，病人生病需要良好的休息，而医生看病治病过程也需要最少的干扰，所以医院里保持安静是非常重要的。

医院里几乎所有的地方都需要安静，特别是病房、门诊室、急诊和检查室，病房里的多数是病情比较重的病人，而且就算你的病不重，旁边可能有需要休息的病友啊，休息好对于病人来说非常重要，只有休息好了，疾病才会更快地恢复，所以我们去探望病人的时候，一定要轻手轻脚、轻声细语，千万不能像去游乐场或公园一样大声欢笑。

在门诊或者其他医院里需要排队等待的地方，不但要安静，还要遵守秩序，医院宛如一个独立运作的小社会，在这里，不需要过多的干预，每个人都应该自觉和习惯遵守医院的规章制度，比如在门诊，有预约的患者，有现场挂号的患者，还有分析检查报告的，还有来咨询的，诊室外面可能排着很长的队伍，每个人都会很着急，有的病人觉得他自己只要和医生简单说几句就能解决问题，而排队可能要排很长时间，就会插队或者直接闯入诊室，也不管医生正在给别的病人看病或者检查。这样非常容易造成秩序混乱，导致每个人都很烦躁，甚至引起争吵，这还怎么能让诊间的医生专心看病啊，我们要学会换位思考，学会尊重医生和别人。最好的办法是严格按照号码排队依次就医，如果排过了或者要再咨询医生，应该重新排队。

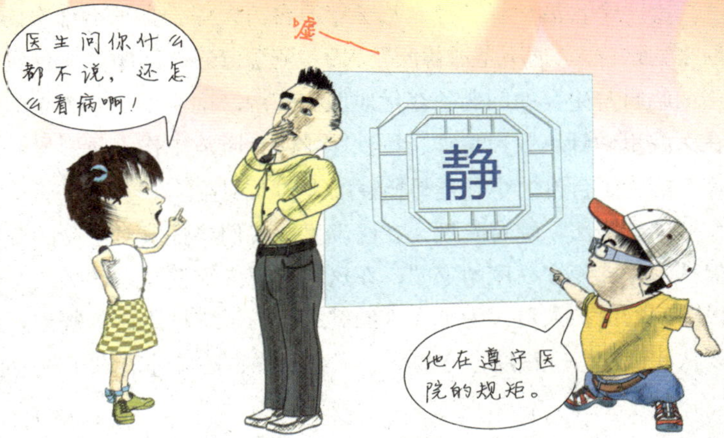
医生问你什么都不说，还怎么看病啊！
嘘——
静
他在遵守医院的规矩。

在急诊，病人不是简单按照先来后到的顺序看病，医生、护士要根据病人病情的严重程度来安排就诊顺序。你可能发烧40度，也可能手上受伤在滴血，但如果在你后面来的病人呼吸困难或者已经昏迷，医生当然要先抢救后来的病人。急诊按病情分级等待是全世界通行的规则——可惜全世界只有中国的很多病人不愿等，值得我们反思。

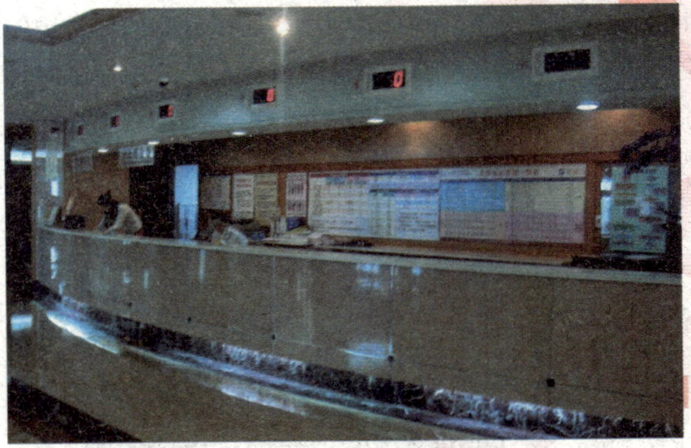

在医院里，安静是一种美德

有一个台湾学者，针对几十年前台湾人等公交车不喜欢排队的问题进行分析，后来的结论是:这不是道德问题，而是资源匮乏的问题。在看病这个问题上，我同意，当面临自身生存的问题争夺优质医疗资源，确实不能拿个人的道德来说事。但至少在医院里做到不大声喧哗、按秩序排队、听从工作人员引导是与自身修养有关的，你不能为了自身的小利益却牺牲别人的大利益。

国有国法，院有院规，在医院里，我们要怀着对生命的敬畏之心，让医院成为保持安静、遵守秩序的家园，在这里有很多需要帮助的病人，也有忙碌得连吃饭都没时间的医护人员，为了大家的健康，为了维护生命的修理厂正常运转，我们一定要从我做起，守秩序、守规矩，只有这样，医院才能真正成为我们的生命驿站。

在医院，不要随便向医生问路

插问 难道说，在医院问路有什么不对吗？

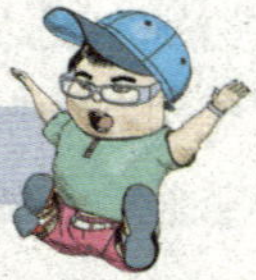

在中国，我们很多中老年人，相信“路在口上”这句话，所以喜欢拦住身边的人问路，而年轻人，更喜欢自己去找路，很难说哪种方法更好更有效。但在医院里这就是个问题，特别是大医院，进去后像进了迷宫，有些部门连名字都看不大懂，相信很多看病或者看望病人的人都有在医院摸不着方向的时候。那么在医院里，寻找目的地是随便拦住一个穿白大褂的人问路呢，还是有更好的选择?

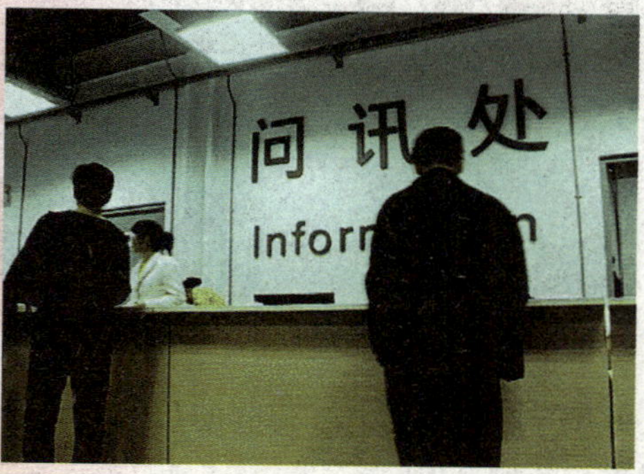

医院设有问讯处

拦住穿白大褂的人问路好像无可厚非，很多人认为医院里所有的员工都是我们的服务员，问个路当然理直气壮，谁都必须好好回答我。再说，你们不是讲究优质服务吗，义务给每个病人做向导是你们的职责啊。可是，不要忘了医院是一个特殊场所，你知道你随便拦住的医生或者护士他们在干嘛吗？在医院路上匆匆行走的医生很可能正在赶着去某个地方会诊、去抢救，医生的字典里是真正要做到争分夺秒的，你如果拦住了一个赶着去抢救病人的医生，你说他该怎么办？你见过发生火灾的时候，向人们消防战士打听事情的吗？

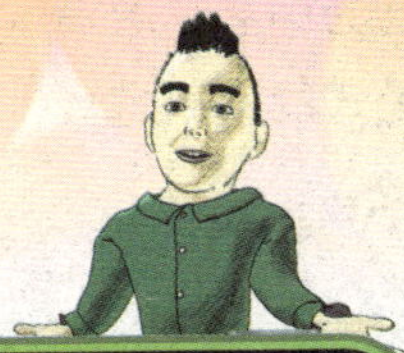

小贴士

网上看病的缺点是，由于只是通过网络，无法进行身体接触，所以医生看病的基本步骤只能通过问诊，无法获得全面的临床资料。网络看病最致命的问题是你根本无法判断和你进行交流的是不是专家，甚至是不是医生，也就是说不排除不法分子进行欺骗活动。所以，网上看病并不怎么靠谱。

那么我们到医院，找不到地方时怎么办呢？其实现在的医院处处体现了人性化的理念，到处都有着明确的标识。比如医院门口或者显著地方会有医院平面图，图示上明确标明了医院的楼宇和科室分布，看了平面图，我们还要注意地面上的指路标志和电梯处的指示牌，相信有了上面的法宝，你就能够到达自己的目的地了。当然如果你是去看望病人，那来医院前一定要知道你要找的病区、楼号、楼层，否则真的就像大海捞针了。如果有人说我看不懂地图、看不懂标识甚至不识字，那该怎么办呢？好吧，医院早有准备，他们会在门诊大厅设立问讯处，甚至还有志愿者，专门负责帮助路盲。实在不行你可以去寻找那些不忙的工作人员问路，但是要注意礼貌。医院里和马路上一样，都是公共场所，我们不论找谁问路，都应该先说声“谢谢”，其实这是对于别人给与你帮助的尊重，尤其是在中国这个礼仪之邦，更应该如此，而不能因为自己可能是个病人，忘记了宝贵的礼仪。

其实，问路是件小事，但真的体现了国民素质，就像马路上明明设置的斑马线近在咫尺，可就是有人随心所欲穿马路一样，究其根本原因，是一些人习惯了以自己为中心，习惯了优先考虑如何方便自己。但我相信，随着时代的变迁，随着教育模式的不断进步，这种情况会越来越改善。

学会预约看病

看病排队是个大问题，其实只要需求大于供给，那就必然要等候、要排队，这个正常人都能接受，不太能接受的是有时看病排队实在太漫长了。病人或者家属天不亮就到了医院，可能排了几小时后，连号都挂不上，因为有人比你来得还要早，这可怎么办，难道真的要花上几百上千块找“黄牛”？好不容易跟学校或单位请了一天假，请了假，病没看成，还得继续受病痛之苦。比挂不上号要好一些的是可以挂上号，但要排上几个小时的长队，经历过漫长的等待之后，和医生说不上几句话，病就“看好”了，这病看得真是个难！

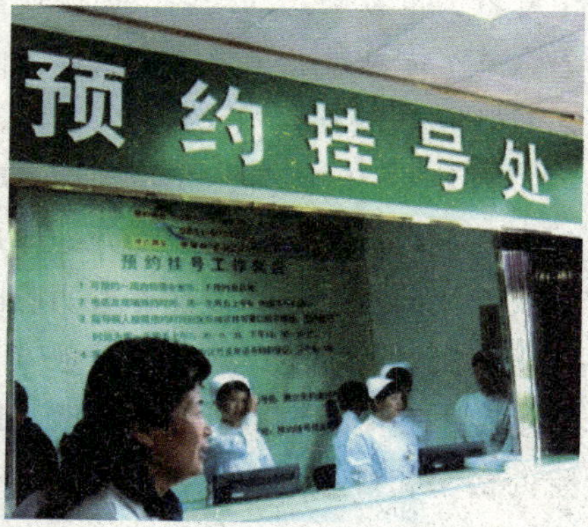

预约挂号

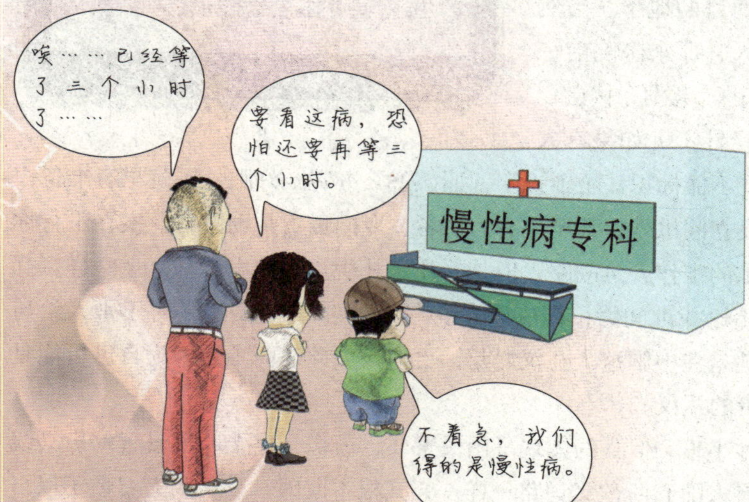
唉……已经等了三个小时了……
要看这病，恐怕还要再等三个小时。
慢性病专科
不着急，我们得的是慢性病。

怎么解决呢？其实世界上绝大多数医院都实行另外一种看病方式——预约制——除了急诊，看病都是事先预约的——预约制是减少现场排长队的有效办法。近年来，在国内的大城市、大医院，预约

挂号也逐步从试点走向了成熟。预约挂号有多种途径：网上预约、电话预约，还有下载各种 APP 软件进行手机预约、微信预约等等。不同的地区有不同的预约方式，这些方式和手段为百姓看病提供了更好的选择，可以保证在约定的时间里挂上号、看到病，再也不用起早排长队去抢那一张小小的挂号单了。

预约到底有哪些优势呢？突出优势就是节约现场排队的时间，特别是细致到具体时间段的预约——如果你约了上午 10 点看病，你完全可以在家里做自己的事，只要在 10 点前赶到医院就诊就行，医院那拥挤的环境对病人可不是什么好的环境；预约还能让我们有更大的专家选择范围，通过网络和电话可以对专家的特长先进行了解，我们根据我们的病症选择擅长某些疾病的专家，从而提高看病的质量、疗效和满意度。

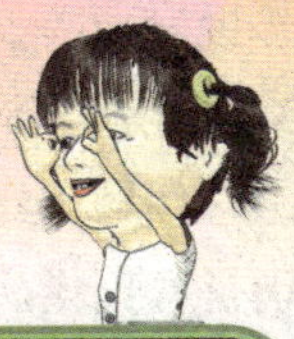

小贴士

医患矛盾多数来源于缺乏医患沟通，被指责的永远是医务人员，但其实很大一部分责任在病人。换位思考是对医患双方的要求。尊重医生和护士，不是要给医生送红包或者礼物，一句真诚的感谢是医生最需要的，也是最容易感动医生的。

预约挂号是契约精神的体现，诚实守信是建立预约秩序的基础，而这点恰恰是我们国家目前最需要加强的。如果你预约了，但是在规定的时间里又不去，更加浪费了原本就紧张的医疗资源，所以对预约后不来又不提前取消预约的病人应该有一定的惩罚措施。有些医院为了减少随意预约，采用了黑名单制度，对于多次“爽约”的朋友，会取消他的预约资格。为什么医院不能向其他网上购物或预约一样，随便退、随便爽约呢？因为医院是公共资源，大医院、专家更是稀缺的公共资源，浪费资源不仅是个人的事，也是对公共利益的损害。

预约最大的麻烦是有时要约到很久以后，特别是一些著名专家。其实，前面已经说过，看病未必都要找名气最大的，全国人民都要找那一个人，等上几个月看上3分钟是当然的，而且，“大牌”未必一定适合自己，而且再告诉大家一个秘密，在医学领域，绝大部分的医生，还不是专家哦，水平差距没有你们想象的那么大，特别是常见疾病的诊断，用了3分钟的顶级专家不一定会比用10分钟的小医生强。

预约看病是未来就医的必然方向，未来的医疗服务是预约的时代，逐级转诊的时代，不懂预约，就是不懂看病。你，学会预约了吗？

如何看待医生的冷静、冷酷和冷漠

在看病的过程中最让病人吐槽医生的特点是什么？据调查，不是红包，而是冷漠。生病的人最需要帮助也最无助，他们很容易把医院当成是最后的救命稻草，他可以辗转千里，他可以耐心等待，他可以卖房卖车——只是为了保留健康和生命。然而当他满腔的热切、期望遭遇到医生的冷漠，当他堆积在心中无数的话要和医生表达的时候却只换来寥寥数语，当他的家人面临生死关头而医生仍然“不紧不慢”——病人往往难以压抑心中的愤怒。

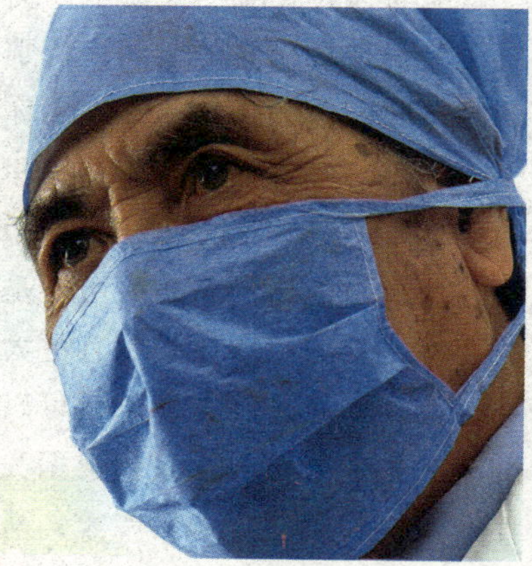
专注不等于冷漠

医生的冷漠成了医患关系重要的问题。病人会说“我在火里，你却在水里”，这几乎成了全社会对医生口诛笔伐的统一原因。可是，你们真正了解医生冷漠的原因吗？医生确实有不少冷漠的表现和行为，但是他们的内心真的都是铁石心肠吗？医生的平淡或积极是不是可以用普通人的行为标准去衡量呢？

一个护士说过她的一个故事，她的一个病人——年纪很轻却因为慢性病长期住院，因为长期住院他们已经成了很好地朋友。有一天，她给他注射抗菌素——皮试显示没有问题，她和他一边说笑，一边推着针——突然病人脸色发紫、呼吸心跳骤停，针还没推完，病人就再也没有醒来。后面就是中国常见的闹事、赔偿的过程。但这个护士，用了20年的时间都没有从这件事中恢复过来，从此她无法再打针，她不能听见“皮试”“抗生素”等字眼，她甚至无法再做一名护士——她患上了严重的忧郁症。而这种经历多数医务人员可能或多或少的经历过。没有医生希望病人在自己的手上死去，但没有医生能保证做到这一点，如果每个医生都和普通人一样把治疗失败的痛苦带到自己的情绪里，那他就无法再为别的病人好好服务，这个世界也不会再有医生。

在医生的词典里，最重要的特质是“冷静”。所以，职业的医生、合格的医生需要一定程度的“冷漠”，甚至是“无情”。当家属手忙脚乱、大呼小叫对着医生求救的时候，医生最好的做法是让家属离开，他必须冷静的去检查病人可能还在喷血的伤口并快速处理，他可能粗暴的推开家属的纠缠，迅速把病人的生命体征予以延续。当医生多方抢救病人却最终无效时，那些表面哭的最凶的家属未必是最伤心的家属，那些默默做着别的工作的医务人员的表现未必就代表他们的内心不在哭泣。

对个体冷酷，或许是对整体负责。你看到的是冷漠，你看不到的是医生的千疮百孔的心。请多点理解和宽容，多一点分析和思考，而不要用你的喜怒哀乐来衡量医生的内心。

等候3小时看病3分钟的背后

大概从十几年前还是20多年前开始吧，有一种说法逐渐成了中国式看病的共识——等候3小时、看病3分钟。其实在某些医院，这样的情况还算好的，据统计，一些医院部分门诊平均就诊时间只有1分多钟，而等候的时间如果从挂号开始，也许要好几天。

所以病人很不满意：好不容易排到我了，我的话还没说完，医生看都没看我两眼，听诊器都没给我听一下，检查化验单或者药方都已经开好了，这也太不负责了吧！可是你想过没有，这其实是一道简单的数学题，医生每次门诊的总时间是固定的，最多也就4小时，在这200多分钟里，假设他一共只看10个病人，那么平均每个病人可以分到20多分钟；如果他一共只看20个病人，那么平均每个病人可以分到10分多钟；可是如果需要看50个、80个甚至100个病人呢？每次门诊看10来个

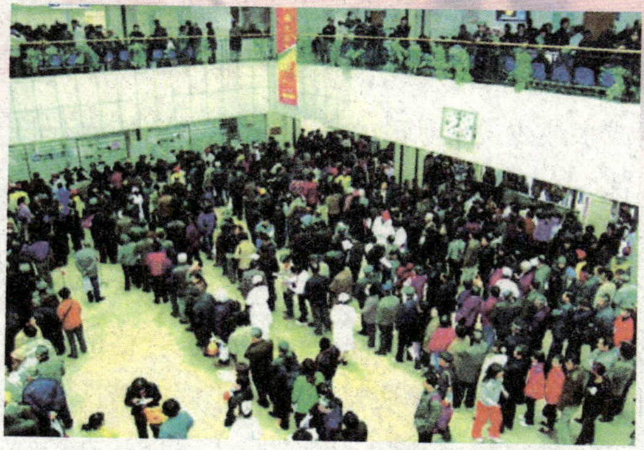

我们经常在大医院看到这样的场景

病人，是世界上绝大多数医生的状态，而且病人基本都是预约病人，在见到医生前已经做了很多资料准备和初步检查，医生面对的其实不是个完全陌生的病人。每次门诊看近 100 个甚至 100 多个病人，是中国部分大医院的门诊状态。医生为了提高效率，有几种常见的办法，一是尽量不喝水，这样基本保证几小时内不上或者最多上一次厕所，是稍微延长看病总时间，但是这是有限的，因为其余时间他可能还要手术、上课或者管理住院病人。最常见的办法是他会在半分钟以内判断出病人是疑难杂症还是常见病，然后一边飞速地写着病历（所以医生的书一般都是“天书”），一边已经开出化验单或者药方。然后迅速迎接下一个等了几小时的病人。

有人会说，那一个医生为什么要看那么多病人呢？为什么不限号呢？规定每个医生一次门诊只看 10 个，最多 20 个病人，病人不就满意了吗，医生也不要那么忙了。这又是另外一道数学题了，如果每周有 200 个病人希望看某专家，他如果一周看两次门诊，每次看 100 个病人，那么每个病人可以保证在这周内看到专家，如果每次他只看10个病人，那么这一周的病人有些需要 1 个月以后才能看上，问题是下一周、下

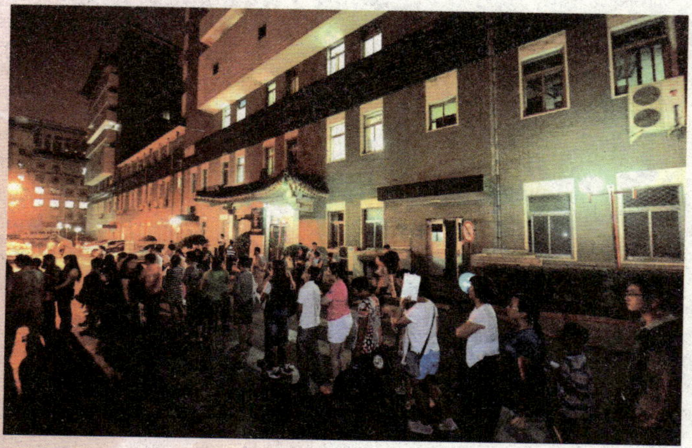

这是北京协和医院排长队看病的情景

下一周又有更多的需要看病的人，那不就得等上几个月了？这就和等公共汽车一样，班次少，要上车的人越来越多，每辆车越来越挤，队伍也越排越长。后来因为出租车、私家车特别是地铁越来越多，挤公交才成为历史。

这种状况的根源在于我国在最没条件的时候给全民承诺了一个美丽的馅饼——自由就医（医疗市场化），结果就是——很多小医院和偏远地区的医院条件越来越差、医生越来越少、病人越来越不愿去。大医院却越来越出现看病难——这就是市场的基本规律，优胜劣汰。但是医院不是企业，本来就是公共资源，谁都不应该被淘汰而是要加强。市场化的另外一个恶果就是医生的收入和他看病的数量挂钩——多劳多得在医院对不对？——于是医生也为了收入而累死累活。

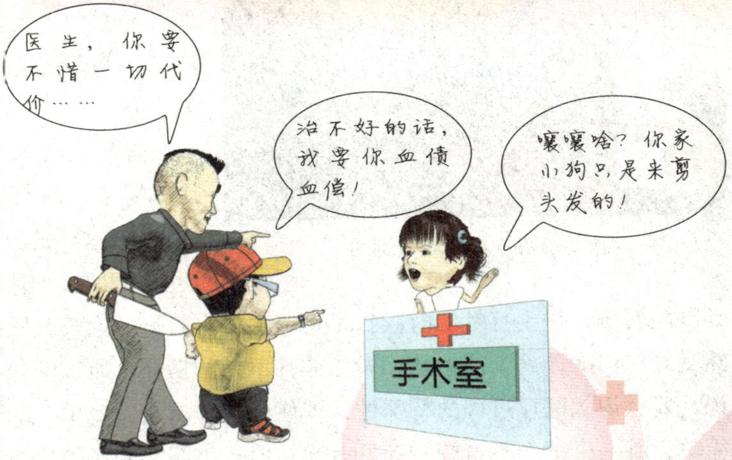
医生，你要不惜一切代价……
治不好的话，我要你血债血偿！
嚷嚷啥？你家小狗只是来剪头发的！
手术室

所以要改善这个让医生和病人都不满意的看病过程必须按次序做到：加强投入，按区域和人口合理建设医院；提高医生待遇和地位，让更多的人愿意去做医生；政府保证医生合法收入并不与看病数量挂钩；实行分级诊疗，不能自由就医。

在医院遭遇不满意应如何应对

病人到了医院，需要排队、排队、再排队，在医院里，病人遇到的多是痛苦、等待和看不懂的花钱，看病过程中遭遇到的不满意随处可见。而医生们每天面对着几十个、上百个病人，医生从体力到精神上承担着过多的压力，他们的内心也从红

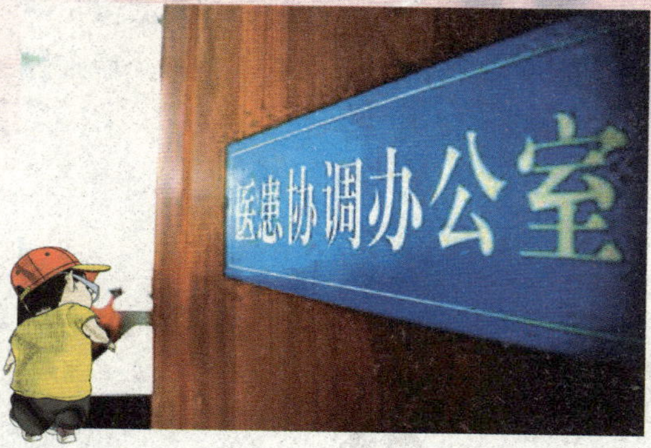

医院设有专门的投诉部门

色变成了灰色，在长期劳累和烦躁下，有时就会做出一些灰色的事情，说出灰色的言语，而这些会让病人原本就如火的心情上又浇了一勺油，病人的不满瞬间蒸腾起来，遇到这样的情况怎么办？

有的人会采取简单粗暴的方式，比如辱骂、殴打医务人员，损毁医院的设施。这样的方法不仅是不文明的，还是违法的。例如有位家长带小朋友到医院看病，护士打针的时候打了两三次没有打进，家长就殴打护士，最后家长必然受到法律的严惩，还给孩子做了非常不好的榜样。所以家长一定要多一点科学常识，要意识到医疗过程的特殊性，即使是打针这么“简单”的事，有时候也不那么简单，哪一个护士不希望一针见血呢？但是小朋友的血管比较细，再加上小孩儿的不配合，生病时血管甚至会完全瘪下去，有的针真的很难打。如果以粗暴的方式对待护士，这势必对社会风气造成不良影响，让社会变得更加自我、更加浮躁，而这样对待医护人员，更会严重影响他们对于职业的认同感和热爱，让他们整天生活在惶恐中，这样的心境怎么能让他们全心全意为病人服务呢？他们为避免伤害会采取越来越多的办法保护自己，最终受影响的还是病人。

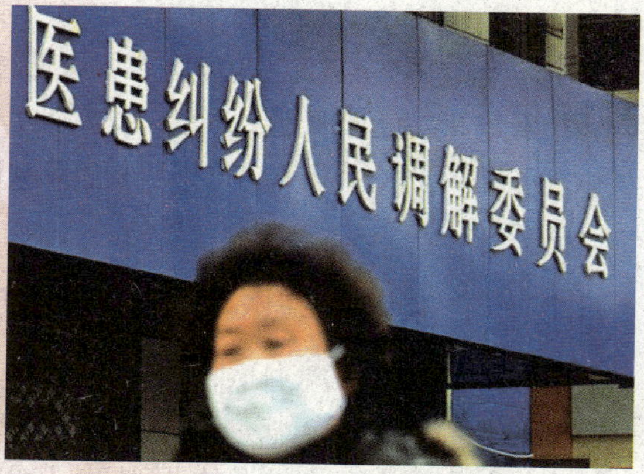

政府设有医患纠纷人民调解委员会

真正遇到医疗上的不满行为如何处理才是合理的呢？首先你要判断这种不满是不是医院或者医生造成的，要换位思考和理解，对于一天忙得像打仗一样的医生护士你嫌他（她）态度不够温柔的还是算了吧，换成你做同样的工作你脾气更大。如果确实忍无可忍，一般来说，不要在公共场所大吵大闹，因为这样不但影响别人，更影响自己的形象。每一家医院都有专门的部门负责患者的投诉，不过投诉不在声高，解决问题要采用有理、有利、有节的原则，目的是为了公平处理、解决问题，客观对待不满意的医疗结果。对于投诉者来说，要很好保存好病历资料和相关证物，投诉时要理智客观，不要夸大，更不能欺骗，由医院的相应部门来进行调查、分析，做出答复、解释。对于一些极端事件，也可以通过报警来处理，由警察来解决。如果觉得医院处理不公的，可以到法院起诉、到医调委申请调解、到医学会申请鉴定，由第三方去处理。

总之，在文明社会里，当遇到不满意的时候，如果我们自己是当事方，决不能一厢情愿的去要求和处置，在捍卫自己合法权益的时候也不能侵害别人的合法权益。尤其在医院这种特殊的地方，遇到不满意决不应该针对为你看病的医生护士。我们要明白：医院、医生是公共资源，是社会健康的保护神，伤不起！

如何看待医院里的各种告知签字

在看病的过程中，有时会遇到医生要求我们签字，或者是签字同意，或者是签字不同意，这个严肃而公式化的过程有些烦，因为不管医生说的还是写的都不太懂，只是觉得蛮吓人的。虽然在签字之前，医生往往会和我们进行交流，告诉我们采取什么样的治疗方案，会出现哪些可怕的结果，但是那又怎样，签字不就是让我们自己承担责任吗？

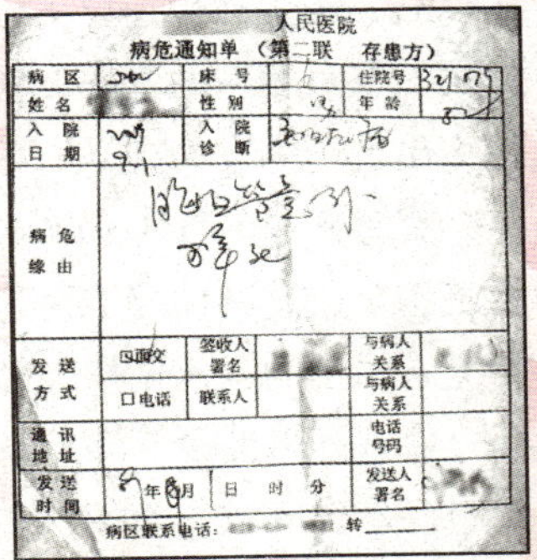

人民医院

病危通知单（第二联　存患方）

病区		床号		住院号	321175
姓名		性别		年龄	
入院日期		入院诊断			
病危缘由					
发送方式	□面交	签收人署名		与病人关系	
	□电话	联系人		与病人关系	
通讯地址				电话号码	
发送时间	年　月	日　时　分		发送人署名	

病区联系电话：　　转______

医院发出的病危通知书

其实医生让我们的签字可不那么简单，法律上这叫知情同意，不能简单理解为签字，更是医患之间对病情的沟通和治疗方法的选择，通过这个过程，我们可以了解医生对于疾病的分析和可能治疗效果的分析，患方可以对于治疗相关的问题提出问题，双方认真对待这个过程可以加强相互间的信任和合作。签字不是免责，有些病人认为，我们签了字，医院和医生是不是就可以为所欲为，可以推卸责任，而医疗信息的严重不对称更让病人觉得这种签字完全是“不平等条约”或者只是走走形式而已。这些都是严重的误区，当然有些医生的做法也确实加剧了这些误区的形成。

我们知道，签字的内容包括了所有与医疗过程相关的可能事件和后果，医生的行为必须依照诊疗常规进行，无论是诊断还是治疗都有自己的严格规定。例如，医生给你作出“急性阑尾炎”的诊断，那一定包含了转移性右下腹痛、体格检查时的右下腹压痛、血常规检查的白细胞升高等等多个症状，而治疗方案首选“阑尾切除术”，当然这个不大的手术也会有一些常见或者不常见的并发症。在大多数常见病上，人类已经积累了丰富的经验，产生了共识，所以按照诊疗常规来做，多数会达到预想效果，但由于个体差异，同样的治疗方式也可能会有不一样的结果。签字就是和病人沟通的过程，签字以后，医生如果违反了诊疗常规而给病人带来损害后果，尽管有患方的签字，医方仍然要负相应的责任，但如果医方确实没有任何违规的地方，由于医学的特殊性，那么出现不满意的结果，患方可不能追究医方的责任。

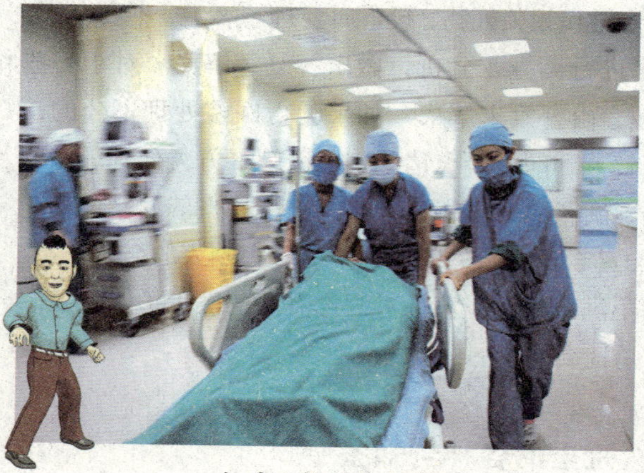
把病人推进手术室

有时候，在遇到抢救或者病情变化需要改变治疗方案时，有些病人家属不理解，拒绝签字，这种情况下医生只能尊重患方的选择，而最终受到损害的一定是患者，毕竟，医生的救死扶伤也必须在法律的框架下执行。

值得推敲的是，国外原则上都是病人本人签字，考虑的是只有病人自己有权决定自己的健康权。而国内多数是家属签字，考虑的是病人本人可能难以承受对病情的分析，但这样就会出现一些问题，就比如家庭内部意见不统一的时候，还有亲属是否真的有权代表病人决定健康的问题。所以现在国内不是简单的家属签字而是“委托人”签字制度，要求病人本人全权委托某人（当然多数是直系亲属）和医生进行沟通并代表病人签字，这已经是难得的进步了。

在签字的过程中，如果遇到医生在签字告知时过于简单或者说的和写的不一致，记住，慎重！一旦落下你的大名，这就是一份法律文书，所以有什么疑问一定要在签字前详细询问医生，不要怕给医生添麻烦，一定要把签字的内容看清楚、理解透，只有这样才是对患者真正的负责之举，也能让医生更认真对待签字。千万不要“稀里糊涂签字、事后推卸责任”。

如何评估和节省你的看病费用

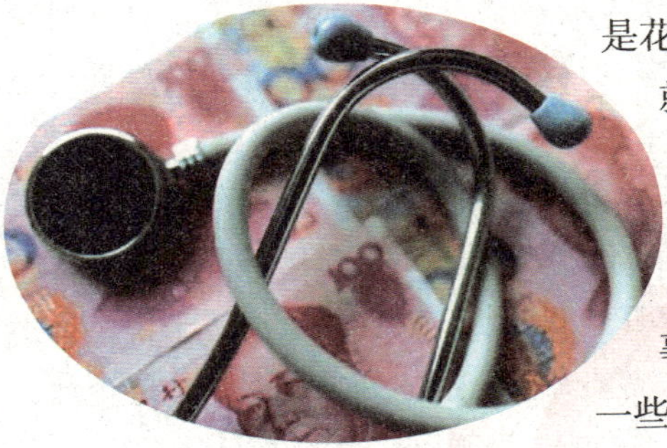

看病贵一直是百姓关注的话题

看病给我们的负面印象一个是排队，一个是花钱，而且这和别的消费有一个最大的不同，就是在看病前很难准确预估费用。门诊动辄数百元，住院动辄上万元，看病又是个不能讨价还价的事情，如何把病看好，还能少花钱，这是医患两方面都极其关注的事，而对一个普通就医者来说，完全可以多一些基本技巧来挽救你的钱包。

第一条，也是最重要的一条，要正确地选择医院、医生，前面我们介绍过如何选医院、如何选医生，包括如何鉴别那些到处打广告和网络上跳出的“名医”——如果不幸遇到了骗子，那被骗钱还是小事，耽误甚至加重病情就严重了。根据自己的病情选择好合适的医院，不要小病大治，也不要一个明确诊断和治疗方案的疾病跑好几家大医院——这不是“货比三家”，正常的医生都非常讨厌这类怀疑一切的病人，找到最合适的医院和医生，不走弯路，这是节省医疗费的第一步。

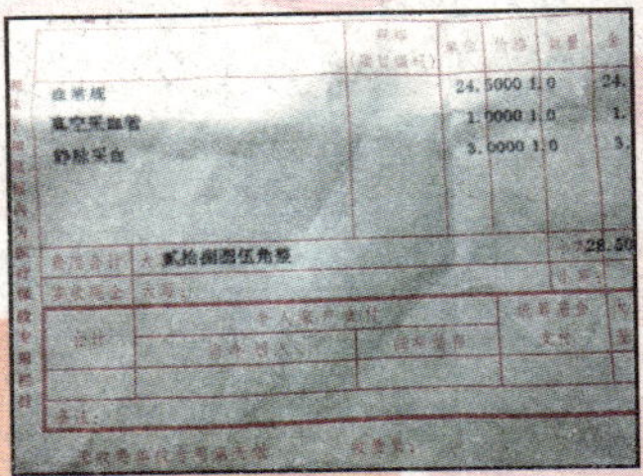

医院的收费单

选对方向后是不是就万事大吉了呢？当然不是，你要学会整理自己的看病资料。我们经常会怪医生做一

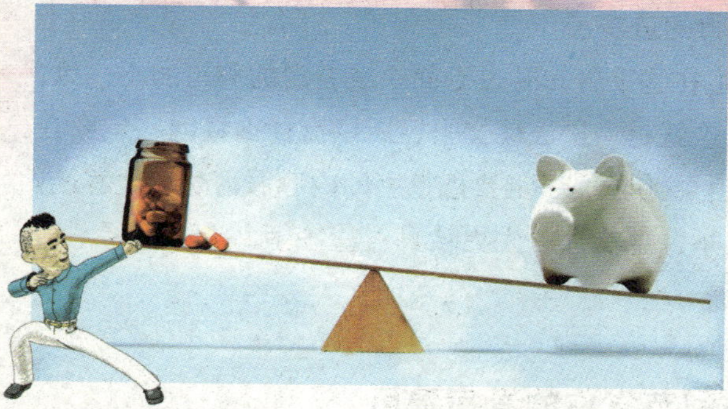

些不必要的检查，一些人永远空着手去看病，什么资料也没有，不管是以往的检查，还是目前如何治疗措施，一问三不知。要知道医生看病除了要了解你现在的情况，还要了解既往的情况，综合全面资料才能判断病情，很多疾病都有一个发展变化的过程，过去的检查资料非常重要，所以保存、整理好疾病相关的检查资料和病史，可以减少重复检查，减少无效治疗，这其实就省钱、省时了。当然了，看病时要求医生把病史写得清楚些也是有必要的，因为这样可以为以后随访和治疗提供重要参考依据。

看病节省费用还有一个重要环节是药品和材料的选择，医生开的药是不是越贵越好？用的器材是不是越贵越好？当然不是，药效好不好，关键在于药是不是对症，药的质量是不是过关。目前，每一类药物都有贵的和便宜的，对于患者来说，切不可盲目要求医生开贵的药，医生会根据病情需要开具合适的处方，尤其是抗生素，需要分级使用，没见过打仗一开始就丢原子弹的啊，否则以后真的可能无药可用了。在选择使用手术材料的时候，有些人总认为进口的一定好，其实未必。

如果疾病比较严重需要住院，如何减少住院的总费用呢？原则上来说，住院时间越短，总费用会越低。这就要能在门诊检查的尽量在门诊完成，住院后按照医生的安排完善检查，尽早手术或进行治疗，手术后能早回家的尽量早回家。对于有些疾病，如果医生认为不需要住院，完全可以通过门诊解决的疾病就不要要求医生住院，住院后恢复到了能够家中自理，其实就可以出院了，不能把医院作为保险箱，认为在医院就生命无忧了，其实医院里不但休息不好，传染性疾病也多，而且出了院，在医生门诊随访也可以达到同样的效果。

我们绝大多数老百姓都有城镇医保、居民保险或者农村合作医疗，然而这些对于患有重大疾病的家庭来说，自付费用依然是不小的负担，通过平时购买补充的医疗保险或者商业保险，尤其是一些大病保险和意外伤害保险，可以提高家庭的抗风险能力。

体检都是必要的吗

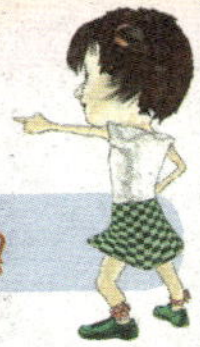

插问 是不是做了体检就全面了解我们的健康状况了呢？

越来越多的人除了生病去医院，在没生病的时候也去做做体检，了解一下自己的健康状况。而良莠不齐的体检机构越来越多，有些把体检当成商品一样，到处打折优惠团购等等。对过于热情的服务我们都应该警惕其中是否有陷阱，那么我们应该如何看待体检并选择体检机构呢？

体检包括很多种，例如出国体检、驾驶员体检、厨师体检、婚前体检等，但最常见的还是健康体检。每一个种类的体检都有不同的项目，这主要与体检的要求有关。体检通常包括三大部分：一是一般的体格检查，包括内科、外科、妇科、眼科、五官科等专科检查，这是由医生给你做的；二是功能检查，包括心电图、X 光、B 超等影像学及功能检查；三是化验检查，包括血、尿、便三大常规及血糖、血脂、肝肾功能等等血液指标的检查。此外，还有肿瘤标志物、微量元素等特殊检查。由于体检是根据项目收费的，所以总价从几十元到几千元不等，甚至几万元的体检套餐也有。项目多的体检做下来需要 2~3 天，简单的 1 个小时就可以搞定，一般做体检要根据目的选择适合自己的种类，

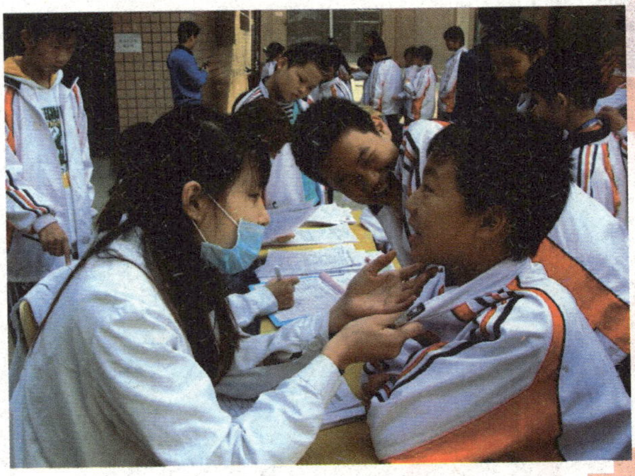

我们经常面临的体检

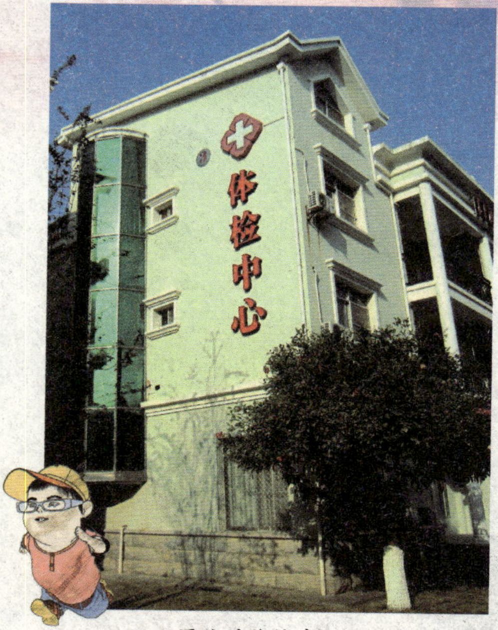

医院的体检中心

普通的健康体检在500~1500元左右。至于有很多非常昂贵的项目，个人可以根据自己的身体状况作出合理的选择，相对来说，先从简单的项目做起，发现有一些异常指标再考虑进一步详细检查，这样才是性价比高的选择。

目前的体检报告都很精致，内容也很丰富，除了包括体检的检查结果外，还在首页或最后一页给出体检结论，甚至还有针对体检对象的问题给出进一步诊治和生活建议，包括看哪个科的门诊，生活上要注意些什么，这让很多非医学人群都能了解针对自己的保健知识。

体检不能代替正常的看病，不要以为最近刚做过体检，没啥问题，就算身体有不舒服也不去医院了，那真的是和自己过不去了。

那么是不是做了体检就全面了解我们的健康状况了呢？当然不是，由于项目所限，体检只是了解一下常规状况和你所选取的针对性项目，常规体检一般只能反映主要器官的一般功能，即使结果正常也不代表器官没有任何问题，而且体检只是对

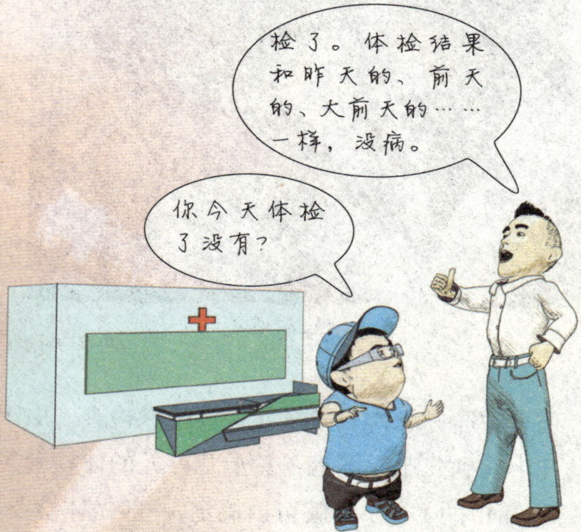

你目前状况的评估，人体的健康状况是动态变化的，所以还需要定期复查，另外体检的检查结果本身也可能存在误差，出现漏诊或者误诊。所以体检结果正常不代表健康，对于体检中发现的问题和隐患，需要进一步有针对性地检查，才能真正给自己的健康状况作出正确评估。

小贴士

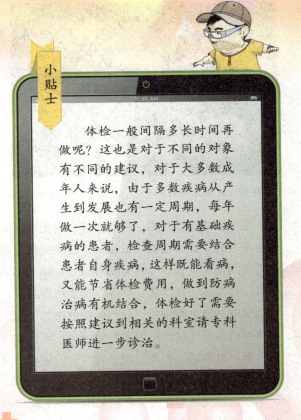

体检一般间隔多长时间再做呢？这也是对于不同的对象有不同的建议，对于大多数成年人来说，由于多数疾病从产生到发展也有一定周期，每年做一次就够了，对于有基础疾病的患者，检查周期需要结合患者自身疾病，这样既能看病，又能节省体检费用，做到防病治病有机结合，体检好了需要按照建议到相关的科室请专科医师进一步诊治。

健康不能只靠医生来守护

人大多数都出生在医院里，当然大多数人也是在医院离开世界的，医院对我们很重要，理想的医疗体系应该在我们生命的全程对我们的健康进行守护，但现实中医生多数情况下只是扮演着一个修理工的作用，我们生病了才会去医院，医生给我们检查、诊断、治疗，让我们恢复健康。不过这“修理工”可不简单，我们知道，中国人的平均寿命已经由一千年前的三四十岁延长到现在的七十多岁，除了与经济发展有关外，更与医疗卫生水平的进步密切相关。

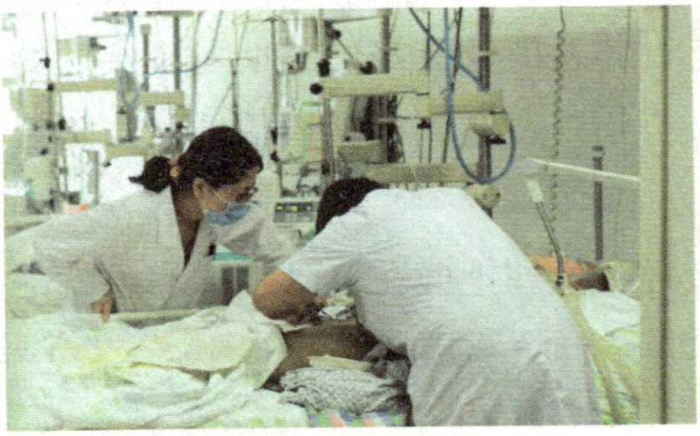

医生在给病人治疗

既然医院和医生这么重要，是不是把生命交给医生就行了？这种想法是不全面的，医生是靠医学知识、经验和医学技术来看病的，医学科学的发展还很有限，人类对于自身的认识还不够深入，所以说，医生在病人面前，

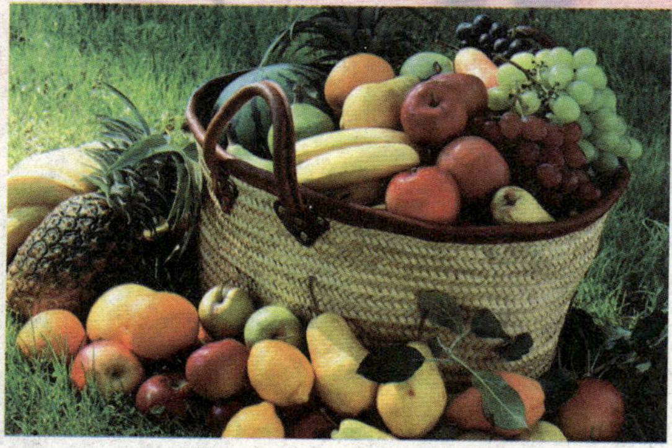
水果可以提供足够的维生素、纤维素、碳水化合物

往往只是一个帮助者，著名的特鲁多博士墓志铭上写道“有时，去治愈；常常，去帮助；总是，去安慰。”这告诉我们，医生不是万能的，医生做的其实是被动的治病救人。在我们生命中的绝大多数时间里，我们不会去和医院、医生打交道。有人开玩笑说，中国人一辈子攒钱，为的是在生命中最后的一段时间里把钱交给医院——可惜已经晚了。

医生不能阻止疾病、根除疾病，究竟谁更能帮助我们呢？答案就是自己，健康的生活方式是让自己健康的保证，健康包括生理上的健康和心理上的健康，生理健康需要均衡的营养，“one apple a day keep the doctor away”，水果可以提供足够的维生素、纤维素、碳水化合物等，当然均衡的饮食还包含优质蛋白，较少的脂肪，可以说健康的饮食结构可以让你保持健康的体魄，除了营养还要坚持锻炼身体，锻炼身体可以让身体这台机器更好地磨合，使你保持活力。心理上的健康包含了正确的人生观、世界观，心理健康是对社会的完好适应状态，这可以保证人心情的愉快，从而保证身体健康。

在上学时、工作时，我们基本每一到两年都需要进行一次体检，体检其实是让我们提前认识自己，时刻提醒自己，对于体检结果，医生会进行分析，给出建议，包括生活、饮食，也包括需要看哪个专业的医生，进一步检查或治疗，把疾病消灭在萌芽状态。真的生了病，那就能够及时治疗了，体检能够让我们早期发现疾病的苗头，在没有产生明显症状的时候做到早诊断、早治疗，起到提高生活质量，延长生命的作用。

看来健康这事，靠人不如靠己，把健康的进程和管理把握在自己手中，也就是把命运掌握在自己手里，医院只是我们生命中的驿站，而不是家。